ATLAS OF
CARDIOTHORACIC
SURGICAL ANATOMY

# 胸心外科
# 解剖图谱

董　军　苏俊武　**主编**　　　刘迎龙　**主审**

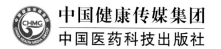

中国健康传媒集团

中国医药科技出版社

## 内 容 提 要

　　本图谱从胸壁、纵隔、心脏大血管、肺、颈根部、腋区、膈等 7 个方面介绍了胸心外科解剖部位，共 158 张高清解剖图片，并采用中英文双语标注。书中不仅有正常人体解剖标本图片，还有部分变异解剖标本图片。同时，本书重点阐述了心脏、肺段解剖以强调立体空间结构的构建。此外，颈根部、腋区的走行结构与胸部解剖联系紧密，所以本书对其加以描述，以帮助读者加深对胸心外科解剖学的理解。全书内容由浅至深，层层解剖，旨在尽量减少读者在临床中以及理论与实物联系时产生的困惑。本图谱内容实用、贴近临床、便于查阅，适于各级心胸外科医师、实习医师、医学院校师生等阅读参考。

### 图书在版编目（CIP）数据

　　胸心外科解剖图谱 / 董军，苏俊武主编 . — 北京：中国医药科技出版社，2021.10
　　ISBN 978-7-5214-2519-2

　　Ⅰ . ①胸… Ⅱ . ①董… ②苏… Ⅲ . ①胸腔外科学—人体解剖学—图谱②心脏外科学—人体解剖学—图谱 Ⅳ . ① R65-65

　　中国版本图书馆 CIP 数据核字（2021）第 109512 号

**美术编辑**　　陈君杞
**版式设计**　　锋尚设计

出版　**中国健康传媒集团**｜**中国医药科技出版社**
地址　北京市海淀区文慧园北路甲 22 号
邮编　100082
电话　发行：010-62227427　邮购：010-62236938
网址　www.cmstp.com
规格　889×1194mm　¹/₁₆
印张　12¹/₂
字数　270 千字
版次　2021 年 10 月第 1 版
印次　2021 年 10 月第 1 次印刷
印刷　三河市万龙印装有限公司
经销　全国各地新华书店
书号　ISBN 978-7-5214-2519-2
定价　128.00 元

获取新书信息、投稿、为图书纠错，请扫码联系我们。

# 编委会

# 主审简介

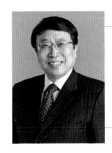

## 刘迎龙

主任医师，教授，博士生导师，现任首都医科大学附属北京安贞医院首席专家，北京京都儿童医院院长、小儿心脏中心主任。原北京阜外医院小儿心脏中心主任，小儿心脏外科权威专家。

曾任三届全国政协常务委员，九三学社中央委员，北京市副主委。《中华胸心血管外科杂志》《中国循环杂志》《中华解剖与临床杂志》《中国临床综合杂志》等多家杂志编委。国家科学技术委员会科技成果、中华医学会科技成果评审和国家卫生健康委员会高级职称评定委员会委员。

从事心脏外科医、教、研工作40余年，在心脏瓣膜及先心病外科领域做出突出贡献。近年主要从事婴幼儿重症复杂先天性心脏病研究，拥有创新技术10余项，主要包括：扩大了法洛四联症根治术适应证，使手术死亡率降至1.1%；首创术中灌注低温肺保护液实施肺保护技术；对合并重度肺动脉高压的先天性心脏病患者进行了深入研究；对改良肺动脉下心室旷置术、肺静脉异位引流等手术进行了术式创新；根据我国大动脉转位患者就诊晚、病情重的特点，优化了大月龄合并重度肺动脉高压的复杂大动脉转位的手术适应证，推动了我国大龄危重大动脉转位诊疗水平的提高，对国际认为手术禁忌超龄大动脉转位合并重度肺动脉高压手术根治1～12岁近70例无死亡；强调先天性心脏病的个体化、人性化治疗，首创右腋下小切口等多种微创术式，以减少患儿身心创伤；率先经右外侧小切口开胸行包括法洛四联症根治等多种先天性心脏病微创手术近万例；针对我国肺动脉闭锁诊疗水平相对较低的状况，在我国率先开展了肺动脉融合术治疗肺动脉闭锁的研究，并于2007年国际心血管论坛上发布了我国肺动脉融合手术治疗肺动脉闭锁最大病例数的病例研究报告，获得了国内外专家的一致好评；积极推行联合介入操作治疗肺动脉闭锁的相关技术研究，据1996—2007年数据统计，已行肺动脉闭锁手术138例，随访效果较佳，总体死亡率为10.9%（国外同种病例中期死亡率约为27%）。

负责和指导"九五""十五""十一五"等国家级重大科研课题20余项。发表论文200余篇，以第一作者及通讯作者发表SCI收录论文20余篇，著书3部，参与著书6部，培养硕士10名、博士50名、博士后7名。作为第一完成人，获国家科技进步二、三等奖各1项，省、部级科技进步二等奖4项。

曾获有突出贡献的硕士研究生，跨世纪优秀人才，杰出青年，"国家百千万人才工程"一、二级人选，北京市建功立业劳动模范，国家卫生健康委员会有突出贡献中青年专家以及北京市领军人才等荣誉称号。前往国内百余家医院进行学术指导，带动了我国心脏外科的发展，并多次赴海外技术交流，扩大了我国心脏外科的国际影响力。

# 主编简介

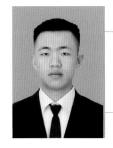

## 董 军

男，首都医科大学附属北京安贞医院在读硕士研究生，长治医学院解剖青年志愿者团队成员，师从苏俊武教授。

主要研究方向为先天性心脏病外科诊断与治疗、胸心外科解剖学。在长治医学院本科学习期间接受一年系统大体解剖学训练和三年胸部解剖学研究。2016年至今，共完成完整大体解剖1例，胸部解剖12例，人体心脏解剖30余例，幼鼠心脏大血管病理显微解剖20余例。在本科期间，带领团队完成实验室人体心脏标本的重新设计与制作工作。

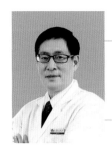

## 苏俊武

医学博士，主任医师，研究生导师，享受国务院政府特殊津贴专家，首都医科大学附属北京安贞医院小儿心脏中心外科主任。

国家远程医疗与互联网医学中心先天性心脏病防治专家委员会主任委员，国家远程医疗与互联网医学中心临床听诊专家委员会副主任委员。兼任中华医学会小儿心胸外科委员会委员，《中华解剖与临床杂志》编委会、《中国医药杂志》编委会委员，《中华胸心外科杂志》《心肺血管杂志》审稿专家，国家、北京市自然基金委员会评审专家，北京市法律评审专家等。

长期从事先天性心脏病领域的教学和科研工作，在本领域影响较大。2014年入选"全国先天性心脏病外科医生十强人物"，到全国近80家医院进行手术指导，个人完成手术8000余例。近年来在国内外学术刊物上发表论文300余篇，其中SCI收录30余篇，参加专著出版5部，研究成果多次获国家科技部、北京市科学技术委员会、中华医学会等颁发的优秀科研成果奖，主持国家自然科学基金、科技部、北京市科学技术委员会等省、部级研究基金及横向基金6项。

带领北京安贞医院小儿心脏中心发展成为国内最大、完成先天性心脏病手术数量及质量最好的中心之一，患者来源覆盖广泛，年完成心脏外科手术近3000例，成功率达99%。积极参与慈善事业，近年与十几家基金会协作，筹集善款1亿余元，救助7000余名贫困先天性心脏病患儿。该中心2015年被北京市评为"五一劳动先进集体"；2017年被国家人力资源和社会保障部、国家卫生健康委员会及国家中医药管理局联合评为先进集体，本人被北京晨报评为"健康榜样人物"，北京市"第8届首都民族团结进步先进个人"等荣誉称号。

# 序

人体解剖学是外科学的重要基础，特别是胸心外科解剖学，因其自身结构纵横交错的解剖特点，对于初学者而言，时常被心脏解剖和肺段解剖的三维空间构建问题所困扰。这是每一位初学者都需要面临的问题，为了向广大初学者提供一本更加简洁的胸心外科解剖学参考书籍，该图谱得以问世。

《胸心外科解剖图谱》系统地展现了正常人体胸部解剖的特点，对于颈根部与腋区以及膈的结构也加以描述，使读者对于纵隔的空间毗邻关系有了更清晰的认识。同时还包括了部分珍贵的变异解剖图片，十分难得。

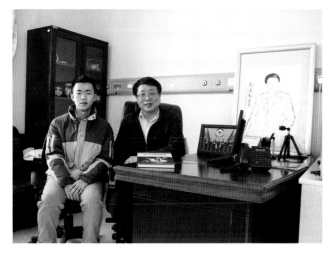

刘迎龙教授与董军医生合影

董军医生用近四年在大学的业余时间完成了该图谱的解剖标本制作，所选图片大都出自其亲手解剖。从修洁胸壁肌、纵隔游离，再到肺段的解剖，无疑都需要对解剖结构的清晰认识、足够的空间想象力、十足的耐心和充沛的精力。我想没有强烈的求知欲以及对于本专业的热爱之情，很难完成此项工作。这种理论和实践的结合，从培养基础理论、基础知识、基本技能入手来培养医学人才是目前我国医学高等院校急待加强的问题，也是培养优秀胸心外科医生的必由之路。

在与董军医生交谈中，我了解到他热爱着现在所奋斗的事业，未来几十年他最想做好的一件事是踏踏实实做好一名先天性心脏病外科（简称"先心外科"）大夫，这令我十分触动。我想，我国小儿先心外科事业将后继有人。愿董军医生在今后的日子里不忘初心，加倍努力地为我国的小儿先心外科事业的前进而奋斗。我坚信，在他们这样的小儿先心外科青年医生的奋斗下，我国的先心外科事业定会蓬勃发展！

刘迎龙

2021年1月

# 前　言

　　《胸心外科解剖图谱》分为7章，共有158张高清解剖图片，其中涵盖了除正常人体解剖标本外的部分变异解剖标本图片。解剖内容包括胸壁、纵隔、肺段、颈根部、腋窝、膈。由于心脏、肺段解剖更加强调立体空间结构的构建，所以本书对其进行了重点阐述。因颈根部、腋区走行结构与胸部解剖联系紧密，所以本书对其加以描述以加深对胸心外科解剖学的理解。书中每一部分内容的阐述都尽量由浅至深、层层解剖，以尽量减少读者在临床中以及理论与实物联系时产生的困惑。

　　当我初入长治医学院解剖地下室时，李建伟老师与我说的第一句话是"解剖乃医学之父，无解剖、无医学"。我将这句话谨记于心，带着李老师的教诲在解剖地下室内接受了一年系统的大体解剖学训练。从尸体的保存、骨骼标本的制作、骨骼肌与脉管的修洁，再到脏器标本的制作等一系列内容使我初步积累了人体解剖标本制作的经验。在此期间，我不仅考虑的是单纯的解剖知识学习，而且在思考如何操作才可以更清楚地暴露解剖结构，同时对毗邻结构破坏性最小，而这些正是一名外科医生在术中的基本要求。成为一名心脏外科医生一直是我的梦想，在教研室老师们以及李建伟老师的支持下，让我在本科学习中有更多的时间投入到胸心外科解剖学研究之中。在学习中，我深感心脏解剖立体概念构建以及肺段解剖理解的困难性，因此这也是我编写本书的初衷，希望可以为同时在学习胸心外科解剖学的同仁们分享我在解剖学习中的经验。

　　感谢我的恩师首都医科大学附属北京安贞医院小儿心脏中心外科主任苏俊武教授，在我读研期间的无私支持与耐心指导。在苏俊武教授传授先天性心脏病外科手术的过程中，使我更加深刻体会到了解剖学的重要性，也正是恩师传授给我的外科学知识，才使得我对于胸心外科解剖学有了更加深刻的认识，最终促成了这本图谱的诞生。

　　刘迎龙教授一直是我国许多青年先天性心脏病外科医师的榜样，感谢刘迎龙教授对本图谱编著过程中给予的耐心指导，并在百忙之中抽取时间进行审阅工作，甚是感激。

　　同时，感谢首都医科大学附属北京安贞医院前辈们对于我的解剖学研究的大力支持，特别是刘爱军主任、李斌博士、杨明博士、李明川博士，还有长治医学院解剖教研室的刘学敏主任、李建斌主任、孙国栋老师对我的支持与指导。当然，特别感谢我的团队成员程文、康健雄、许雅婷、李亚军同学以及我的挚友孙凯、刘静、郎奇同学在制作本图谱中付出的辛勤劳动。

　　目前，国内外有关胸心外科解剖学大体标本的书籍较少，希望本图谱可以对心脏外科、胸外科、影像学医生和相关专业的同仁、医学生有所帮助。由于编者水平有限，书中难免有不当之处，敬请读者指正。

董 军

国家心血管疾病临床医学研究中心

首都医科大学附属北京安贞医院

北京市心肺血管病研究所

2021年3月

# 目　录

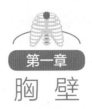

第一章

## 胸　壁

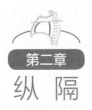

第二章

## 纵　隔

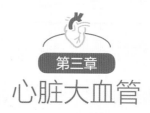

# 第三章
# 心脏大血管

## 第一节 心脏大体观 ………059

## 第二节 心包 ………063

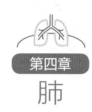

第四章

# 肺

# 第五章
# 颈根部

# 第六章
# 腋　区

# 第七章
# 膈

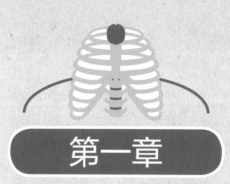

# 第一章

# 胸 壁

# 第一节　胸部骨骼

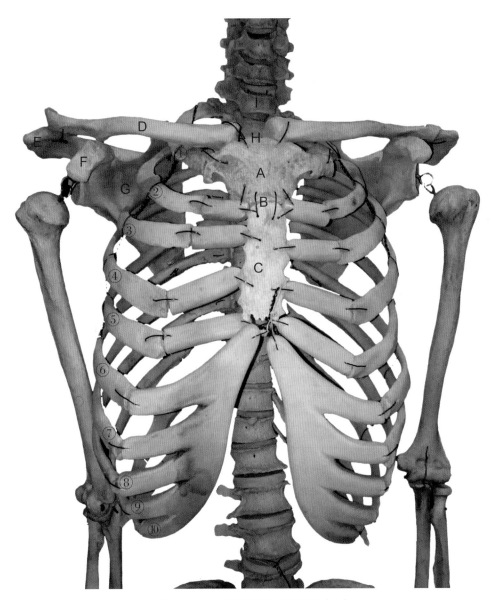

图1-1-1　胸部骨骼前面观（1）

①-⑩　肋（ribs）

A 胸骨柄（manubrium sterni）　　B 胸骨角（sternal angle）　　C 胸骨体（sternal body）

D 锁骨（clavicle）　　E 肩峰（acromion）　　F 喙突（coracoid process）

G 肩胛骨（scapula）　　H 颈静脉切迹（jugular notch）　　I 第7颈椎（7th cervical vertebra）

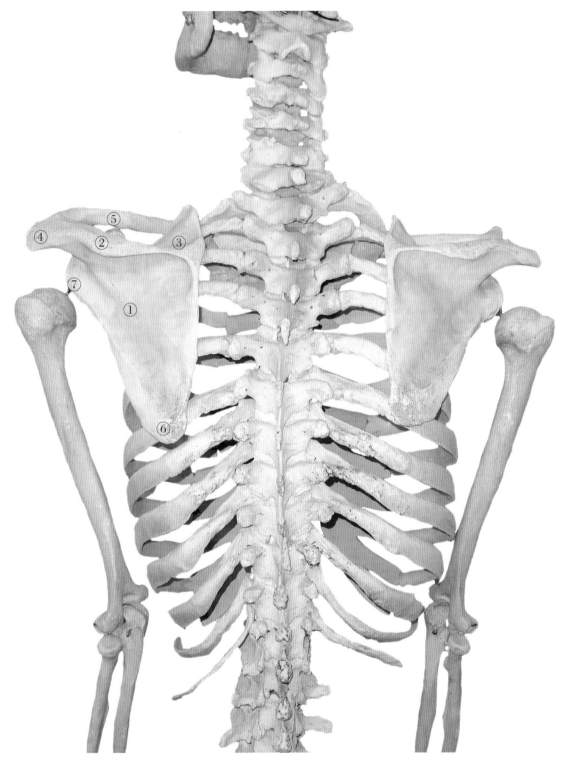

图1-1-2　胸部骨骼背面观

① 冈下窝（infraspinous fossa）　② 肩胛冈（scapular spine）　③ 冈上窝（supraspinous fossa）

④ 肩峰（acromion）　⑤ 锁骨（clavicle）　⑥ 肩胛下角（subscapular angle）

⑦ 肩胛盂（glenoid cavity）

胸心外科解剖图谱

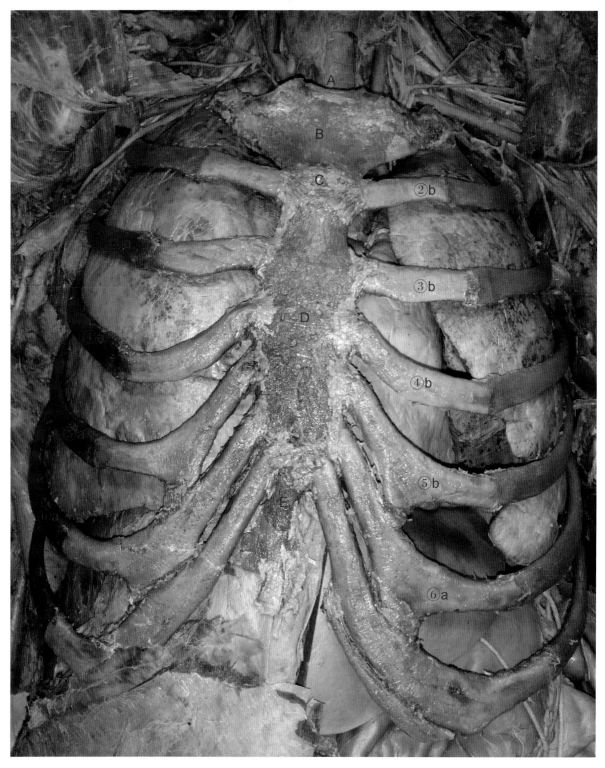

图1-1-3　胸壁骨骼前面观（2）（锁骨、第1肋已离断）

②a-⑥a 肋骨（ribs）　　　　②b-⑥b 肋软骨（costal cartilages）

A 颈静脉切迹（jugular notch）　　　B 胸骨柄（manubrium sterni）　　　C 胸骨角（sternal angle）

D 胸骨体（sternum body）　　　E 剑突（xiphoid process）

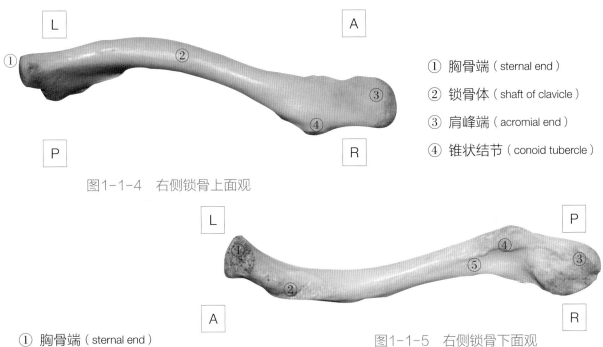

| L | | A |
| --- | --- | --- |

① 胸骨端（sternal end）

② 锁骨体（shaft of clavicle）

③ 肩峰端（acromial end）

④ 锥状结节（conoid tubercle）

| P | | R |
| --- | --- | --- |

图1-1-4　右侧锁骨上面观

| L | | P |
| --- | --- | --- |

| A | | R |
| --- | --- | --- |

① 胸骨端（sternal end）

② 肋锁韧带压迹（impression for costoclavicular ligament）

③ 肩峰端（acromial end）

④ 锥状结节（conoid tubercle）

⑤ 锁骨下沟（subclavian groove）

图1-1-5　右侧锁骨下面观

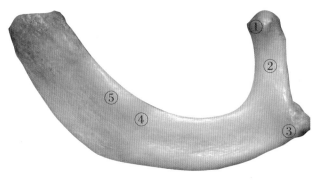

① 肋骨头（rib head）

② 肋颈（rib neck）

③ 肋结节（rib tubercle）

④ 锁骨下动脉沟（subclavian artery groove）

⑤ 锁骨下静脉沟（subclavian vein groove）

图1-1-6　第1肋上面观（左）

① 肋骨头（rib head）

② 肋颈（rib neck）

③ 与椎骨横突相关节的关节面
（articular facet for transverse process of vertebra）

④ 肋结节（rib tubercle）

⑤ 肋角（rib angle）

⑥ 肋沟（costal groove）

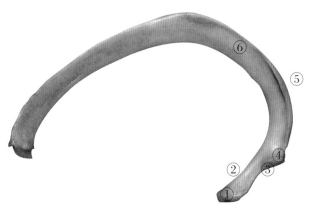

图1-1-7　第5肋下面观（左）

# 第二节　胸壁肌肉及脉管

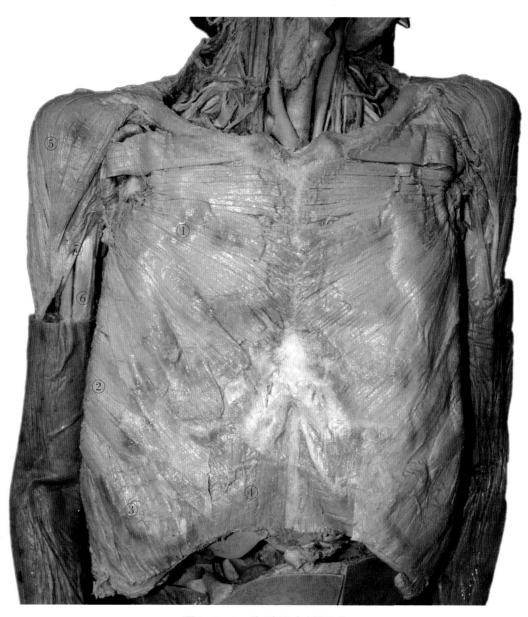

图1-2-1　胸壁肌肉前面观

① 胸大肌（pectoralis major muscle）　　② 前锯肌（serratus anterior muscle）

③ 腹外斜肌（external oblique muscle）　④ 腹直肌（rectus abdominis muscle）

⑤ 三角肌（deltoid muscle）　　　　　　⑥ 肱二头肌（biceps brachii muscle）

⑦ 头静脉（cephalic vein）

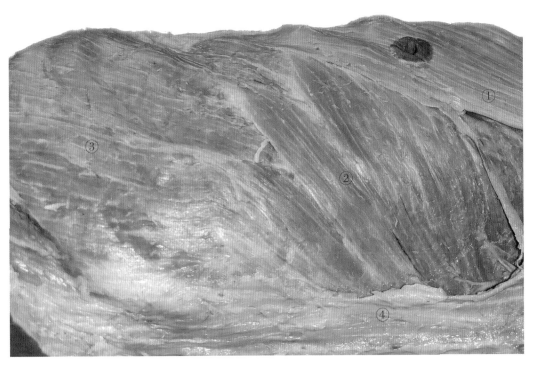

图1-2-2　胸壁肌肉侧面观（1）

① 胸大肌（pectoralis major muscle）　　② 前锯肌（serratus anterior muscle）

③ 腹外斜肌（external oblique muscle）　　④ 背阔肌（latissimus dorsi muscle）

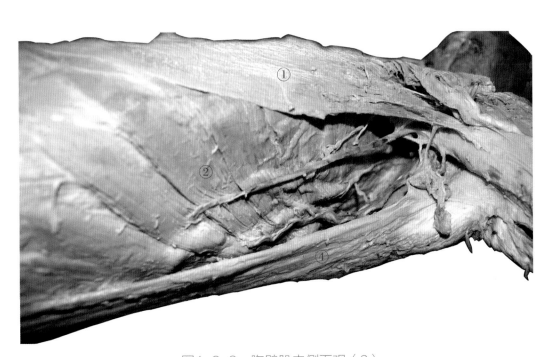

图1-2-3　胸壁肌肉侧面观（2）

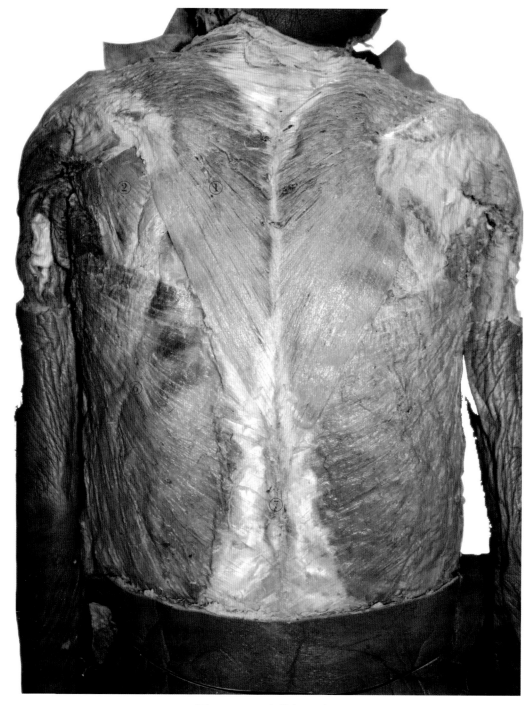

图1-2-4　胸背部肌肉

① 斜方肌（trapezius muscle）　② 冈下肌（infraspinatus muscle）　③ 小圆肌（teres minor muscle）

④ 大圆肌（teres major muscle）　⑤ 三角肌（deltoid muscle）　⑥ 背阔肌（latissimus dorsi muscle）

⑦ 胸腰筋膜（thoracolumbar fascia）

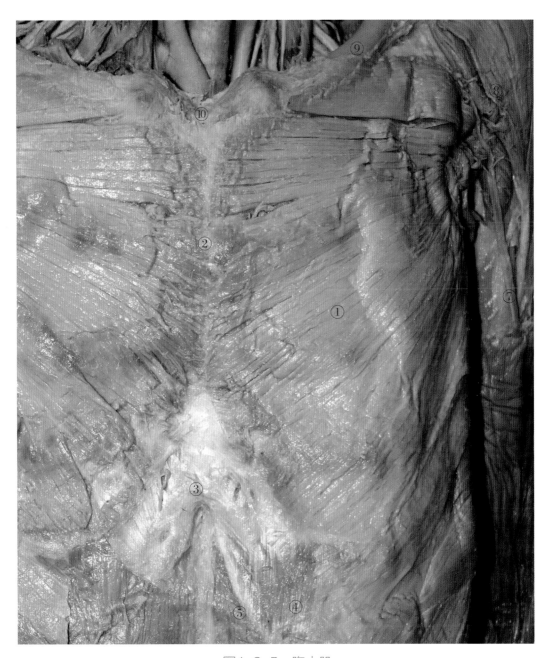

图1-2-5 胸大肌

① 胸大肌（pectoralis major muscle） ② 胸骨角（sternal angle） ③ 剑突（xiphoid process）

④ 腹直肌（rectus abdominis muscle） ⑤ 肋弓（arch of rib） ⑥ 前锯肌（serratus anterior muscle）

⑦ 头静脉（cephalic vein） ⑧ 三角肌（deltoid muscle） ⑨ 锁骨（clavicle）

⑩ 颈静脉切迹（jugular notch）

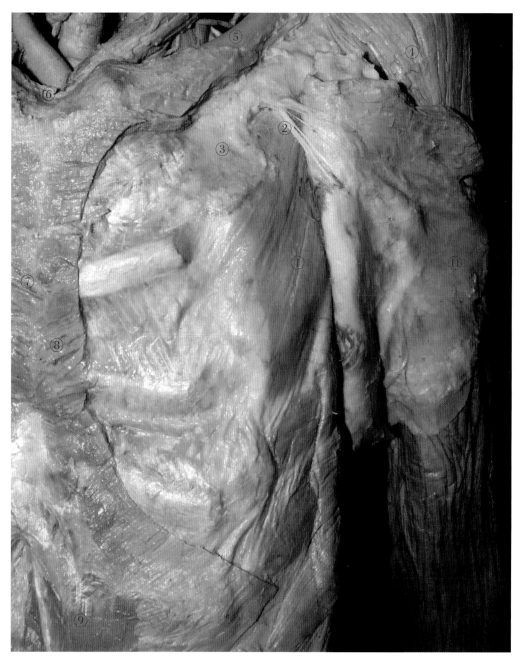

图1-2-6　胸小肌

① 胸小肌（pectoralis minor muscle）　② 胸肩峰动脉（胸肌支）和胸外侧神经 [ thoraco-
acromial artery（pectoral branch）and lateral pectoral nerve ]　③ 锁胸筋膜（clavipectoral fascia）

④ 三角肌（deltoid muscle）　⑤ 锁骨（clavicle）　⑥ 颈静脉切迹（jugular notch）

⑦ 胸骨角（sternal angle）　⑧ 胸大肌切缘（incisal margin of pectoralis major muscle）

⑨ 腹直肌（rectus abdominis muscle）　⑩ 前锯肌（serratus anterior muscle）

⑪ 胸大肌（pectoralis major muscle）

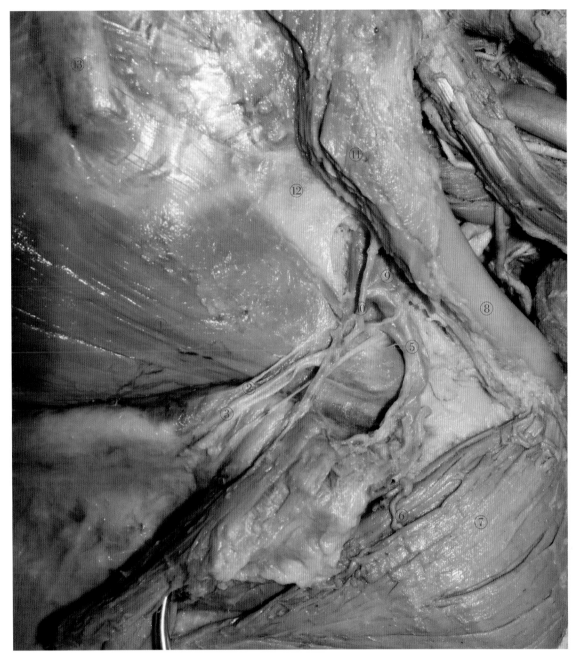

图1-2-7　锁胸筋膜

① 胸小肌（pectoralis minor muscle）　② 胸外侧神经（lateral pectoral nerve）

③ 胸肩峰血管（胸肌支）[ thoraco-acromial artery（pectoral branch）]　④ 胸大肌（pectoralis major muscle）

⑤ 头静脉（cephalic vein）　⑥ 胸肩峰动脉（三角肌支）[ thoraco-acromial artery（deltoid branch）]

⑦ 三角肌（deltoid muscle）　⑧ 锁骨（clavicle）　⑨ 腋静脉（axillary vein）

⑩ 胸肩峰动脉（锁骨支）[ thoraco-acromial artery（clavicular branch）]　⑪ 胸大肌切缘（incisal margin

of pectoralis major muscle）　⑫ 锁胸筋膜（clavipectoral fascia）　⑬ 第2肋（2nd rib）

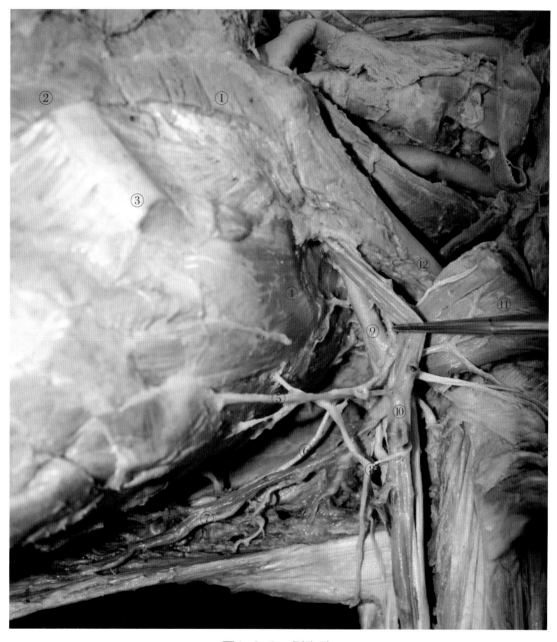

图1-2-8　侧胸壁

① 胸大肌切缘（incisal margin of pectoralis major muscle）　② 胸骨角（sternal angle）

③ 第2肋（2nd rib）　④ 肋间外肌（external intercostal muscle）

⑤ 胸外侧动脉（lateral thoracic artery）　⑥ 胸背神经（thoracodorsal nerve）

⑦ 胸背动脉（thoracodorsal artery）　⑧ 肋间臂神经（intercostobrachial nerve）

⑨ 腋动脉（axillary artery）　⑩ 腋静脉（axillary vein）

⑪ 胸小肌（pectoralis minor muscle）　⑫ 锁骨（clavicle）

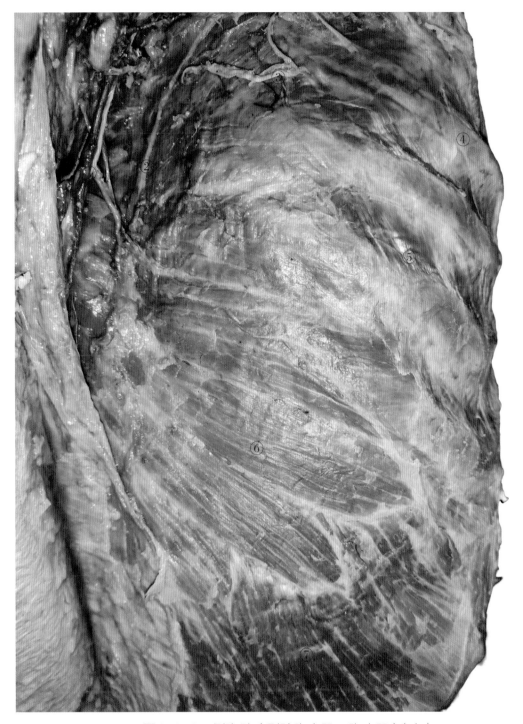

图1-2-9　侧胸壁（剔除胸大肌、胸小肌）（右）

① 胸背血管及胸背神经（thoracodorsal vessels and nerve）　　② 胸长神经（long thoracic nerve）

③ 肋间神经外侧皮支（lateral cutaneous branches of intercostal nerve）　　④ 第2肋（2nd rib）

⑤ 肋间外肌（external intercostal muscle）　　⑥ 前锯肌（serratus anterior muscle）

⑦ 腹外斜肌（external oblique muscle）

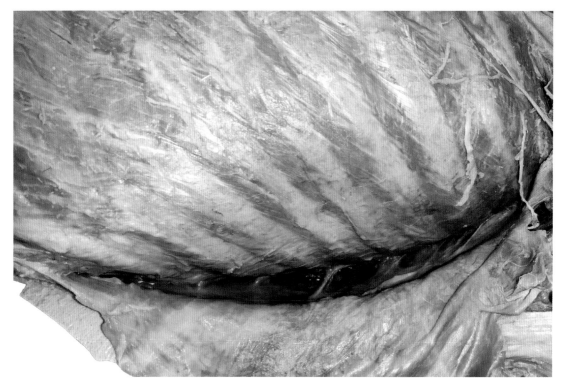

图1-2-10　剔除前锯肌（左）

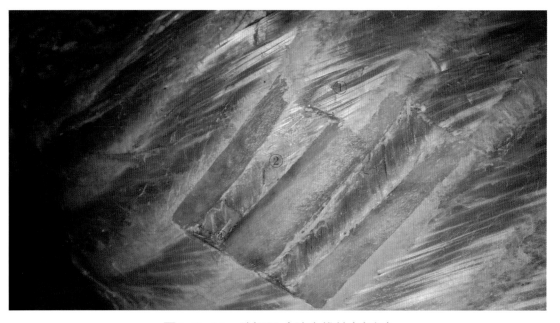

图1-2-11　肋间肌（腋中线处）（右）

① 肋间外肌（external intercostal muscle）　　　　② 肋间内肌（internal intercostal muscle）

③ 肋胸膜（costal part of parietal pleura）

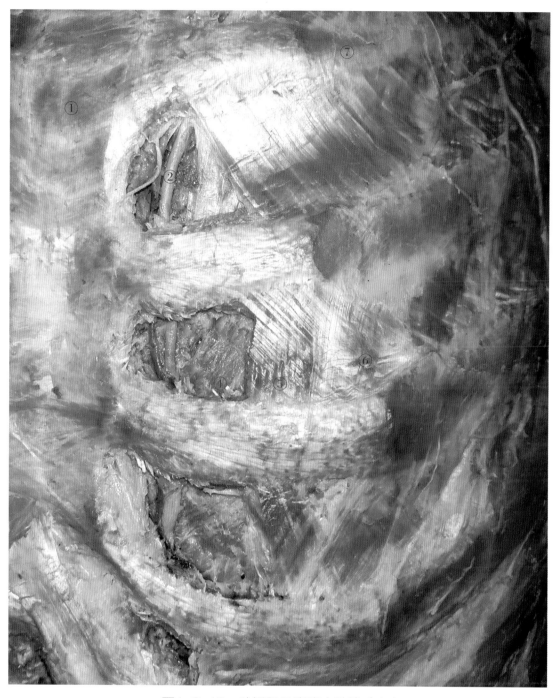

图1-2-12 肋间肌及胸廓内动脉（左）

① 胸大肌切缘（incisal margin of pectoralis major muscle）　② 胸廓内动脉（internal thoracic artery）

③ 胸廓内静脉（internal thoracic vein）　④ 胸横肌（transversus thoracic muscle）

⑤ 肋间内肌（internal intercostal muscle）　⑥ 肋间外膜（external intercostal membrane）

⑦ 第2肋（2nd rib）

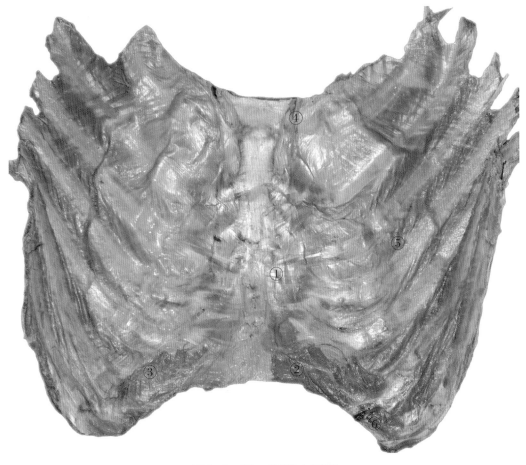

图1-2-13　胸壁内侧观

① 胸横肌（transversus thoracic muscle）　② 腹横肌（transversus abdominis muscle）

③ 膈肌（肋部）（costal part of diaphragm）　④ 胸廓内动脉和静脉（internal thoracic artery and vein）

⑤ 胸内筋膜（endothoracic fascia）　⑥ 肋弓（arch of rib）

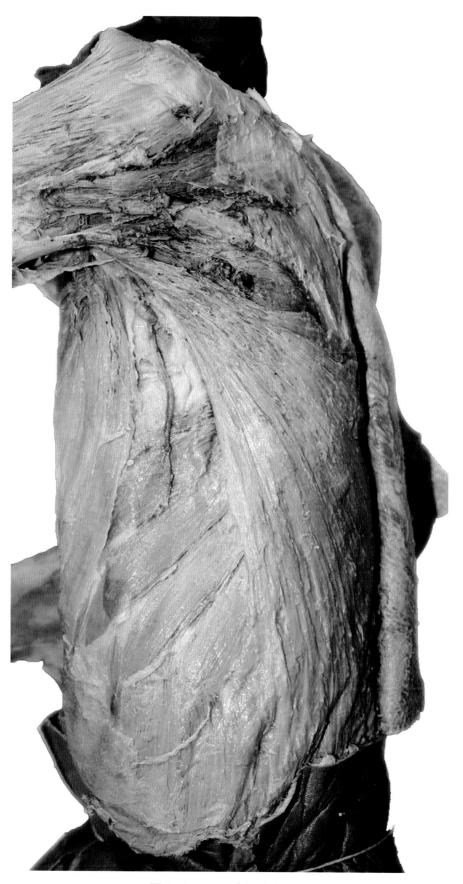

图1-2-14　侧胸壁全面观

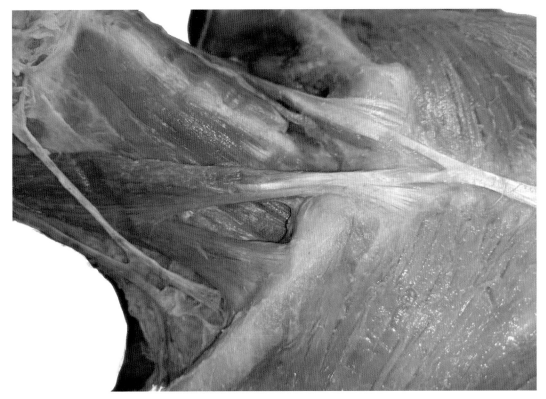

图1-2-15　胸骨肌（与胸锁乳突肌胸骨头形成共同肌腱）

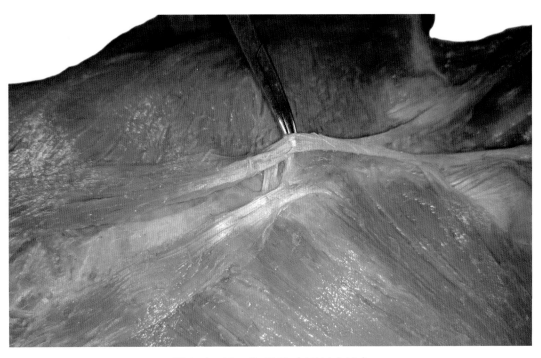

图1-2-16　胸骨肌（解剖变异）

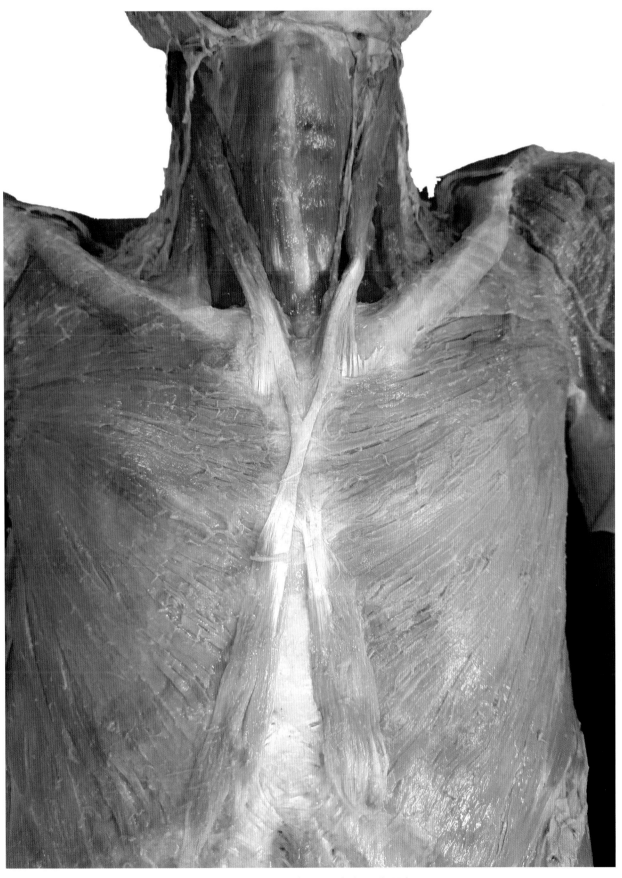

图1-2-17 胸骨肌(胸肌变异)

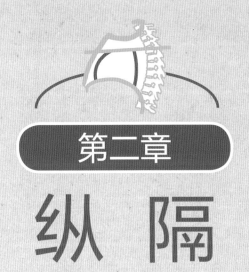

# 第二章

# 纵 隔

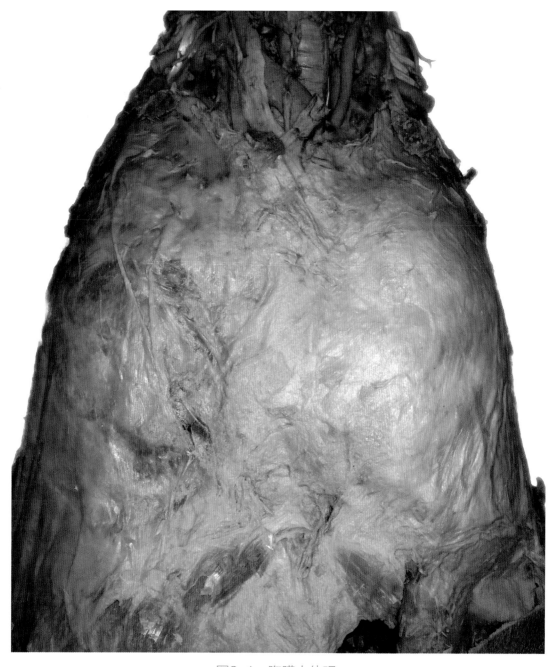

图2-1　胸膜大体观

※说明：胸廓骨骼已离断，解剖肉眼观示左侧胸腔积液、左侧胸膜增厚。

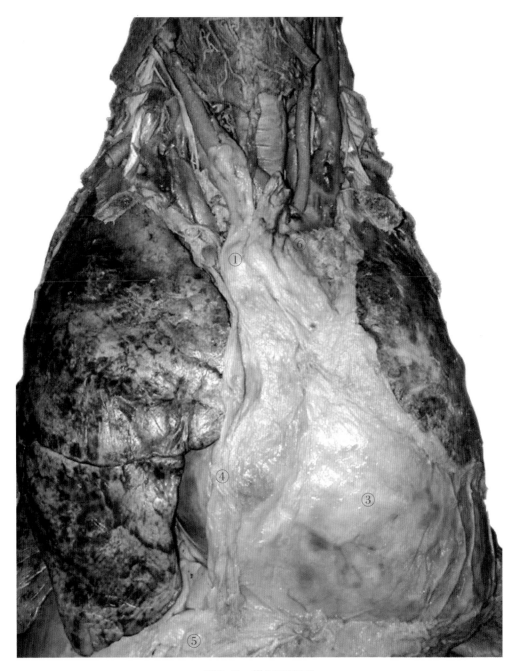

图2-2 纵隔正面观

① 胸腺（thymus）　　　　　　　　　　② 右肺（right lung）

③ 心包（pericardium）　　　　　　　　④ 纵隔胸膜（mediastinal parts of parietal pleura）

⑤ 膈（diaphragm）　　　　　　　　　　⑥ 出入心脏大血管（great vessels in and out of the heart）

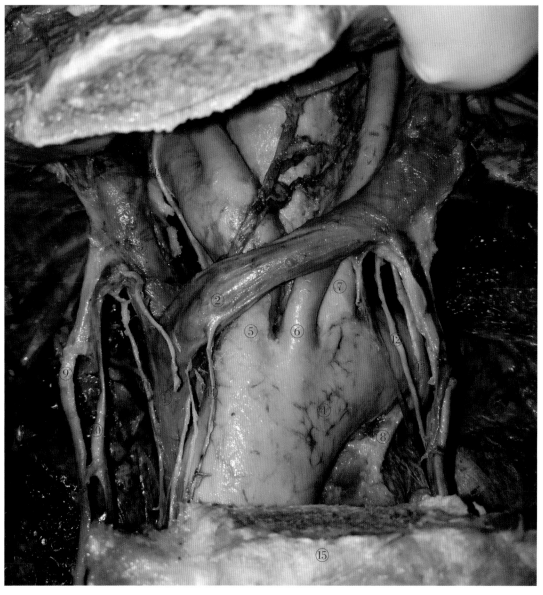

图2-3　上纵隔前面观（剔除胸腺）

① 上腔静脉（superior vena cava）　　　　② 左头臂静脉（left brachiocephalic vein）

③ 右头臂静脉（right brachiocephalic vein）　④ 主动脉弓（arch of aorta）

⑤ 头臂干（brachiocephalic trunk）　　　　⑥ 左颈总动脉（left common carotid artery）

⑦ 左锁骨下动脉（left subclavian artery）　⑧ 动脉韧带（ligamentum arteriosum）

⑨ 胸廓内动脉（internal thoracic artery）　⑩ 胸廓内静脉（internal thoracic vein）

⑪ 心包膈静脉（pericardiacophrenic vein）　⑫ 膈神经（phrenic nerve）

⑬ 迷走神经（vagus nerve）　　　　　　　⑭ 胸腺静脉（thymic veins）

⑮ 胸骨角（sternal angle）

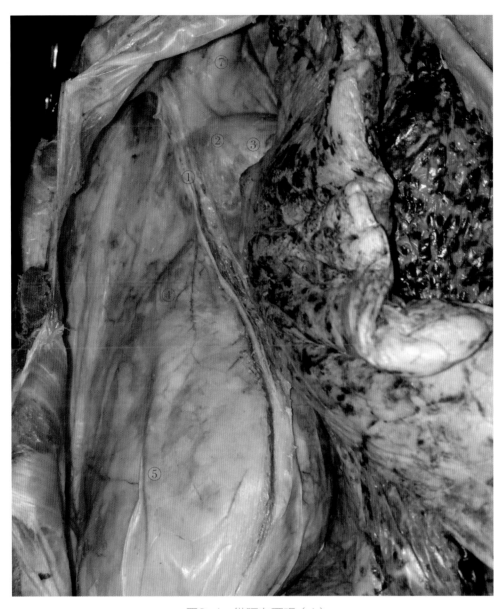

图2-4 纵隔左面观（1）

① 膈神经及心包膈动脉、静脉（phrenic nerve and pericardiacophrenic artery and vein）

② 迷走神经（vagus nerve）　　　　　　　③ 主动脉弓（arch of aorta）

④ 肺动脉干（pulmonary trunk）　　　　　⑤ 心包（pericardium）

⑥ 左肺（left lung）　　　　　　　　　　⑦ 左锁骨下动脉（left subclavian artery）

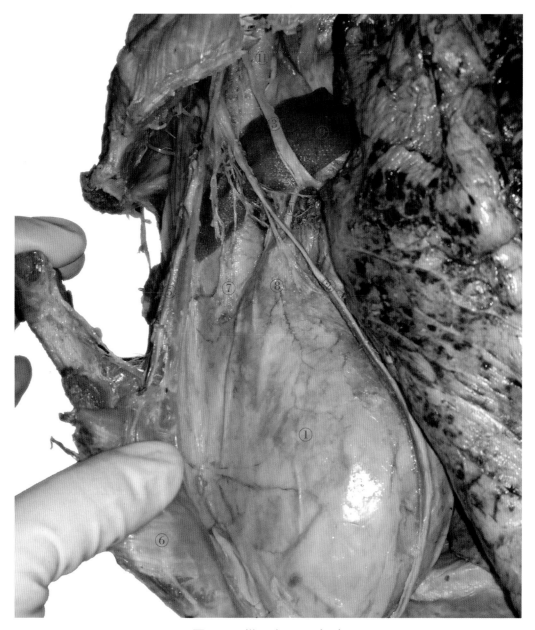

图2-5 纵隔左面观（2）

① 心包（pericardium）

② 膈神经及心包膈动静脉（phrenic nerve and pericardiacophrenic artery and vein）

③ 迷走神经（vagus nerve）　　　　④ 胸心神经（thoracic cardiac nerves）

⑤ 胸廓内动脉（internal thoracic artery）　　⑥ 胸横肌（transversus thoracic muscle）

⑦ 升主动脉（ascending aorta）　　⑧ 肺动脉干（pulmonary trunk）

⑨ 主动脉弓（arch of aorta）　　　⑩ 动脉韧带（ligamentum arteriosum）

⑪ 左锁骨下动脉（left subclavian artery）

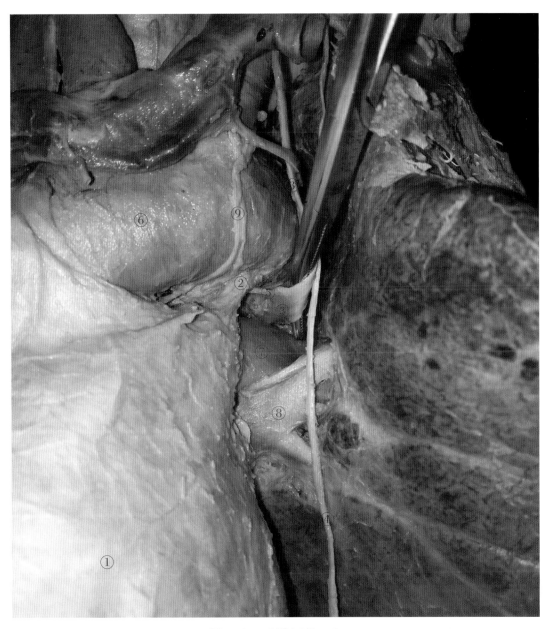

图2-6 动脉韧带三角

① 心包（pericardium）

② 动脉韧带（ligamentum arteriosum）

③ 迷走神经（vagus nerve）

④ 膈神经（phrenic nerve）

⑤ 左喉返神经（left recurrent laryngeal nerve）

⑥ 主动脉弓（arch of aorta）

⑦ 左肺动脉（left pulmonary artery）

⑧ 左上肺静脉（left superior pulmonary vein）

⑨ 胸心神经（thoracic cardiac nerves）

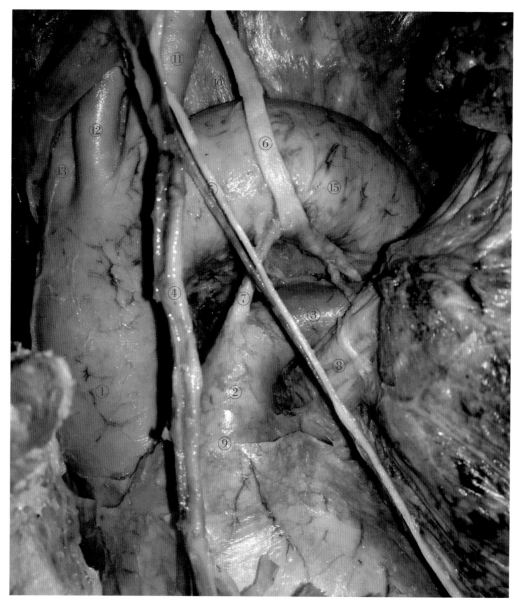

图2-7　上纵隔右面观（1）

① 升主动脉（ascending aorta）　　　　　② 肺动脉干（pulmonary trunk）

③ 左肺动脉（left pulmonary artery）　　　④ 胸廓内动脉（internal thoracic artery）

⑤ 膈神经及心包膈动脉、静脉（phrenic nerve and pericardiacophrenic artery and vein）

⑥ 迷走神经（vagus nerve）　　　　　　　⑦ 动脉韧带（ligamentum arteriosum）

⑧ 左上肺静脉（left superior pulmonary vein）　⑨ 心包切缘（incisal margin of pericardium）

⑩ 食管（esophagus）　　　　　　　　　　⑪ 左锁骨下动脉（left subclavian artery）

⑫ 左颈总动脉（left common carotid artery）　⑬ 头臂干（brachiocephalic trunk）

⑭ 左头臂静脉（left brachiocephalic vein）　⑮ 主动脉弓（arch of aorta）

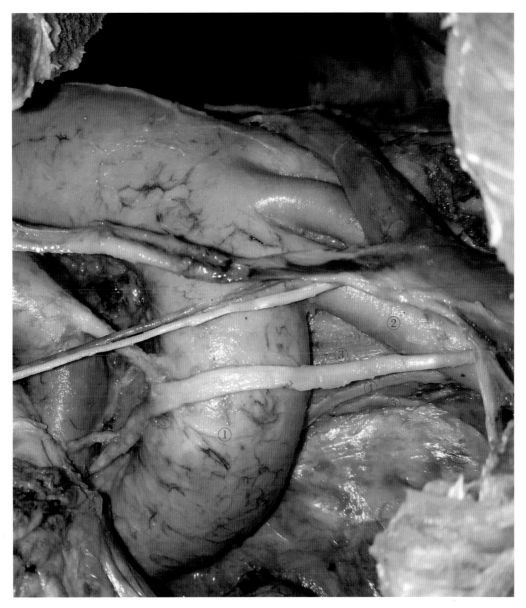

图2-8 食管上三角

① 主动脉弓（arch of aorta）　　　　　② 左锁骨下动脉（left subclavian artery）

③ 食管（esophagus）　　　　　　　　④ 胸导管（thoracic duct）

⑤ 交感神经（sympathetic nerve）

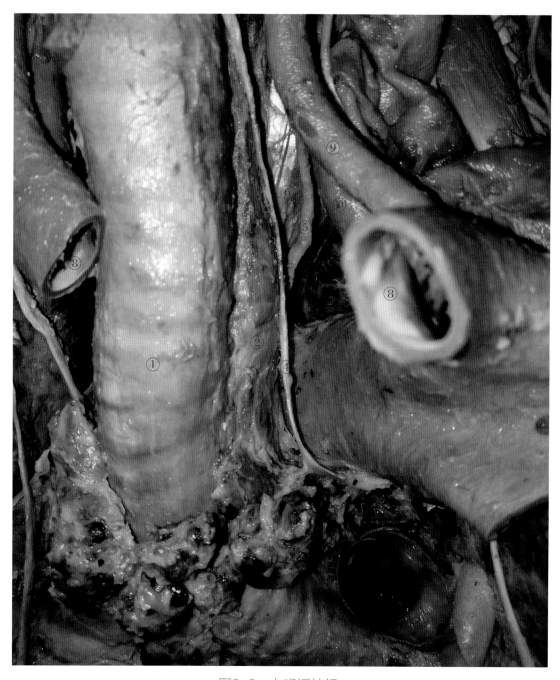

图2-9　左喉返神经

① 气管（trachea）

② 食管（esophagus）

③ 主动脉弓（arch of aorta）

④ 左喉返神经（left recurrent laryngeal nerve）

⑤ 胸导管（thoracic duct）

⑥ 颈长肌（longus colli muscle）

⑦ 气管支气管淋巴结（tracheobronchial nodes）

⑧ 头臂干（切断）[brachiocephalic（cut）]

⑨ 左颈总动脉（left common carotid artery）

⑩ 左锁骨下动脉（left subclavian artery）

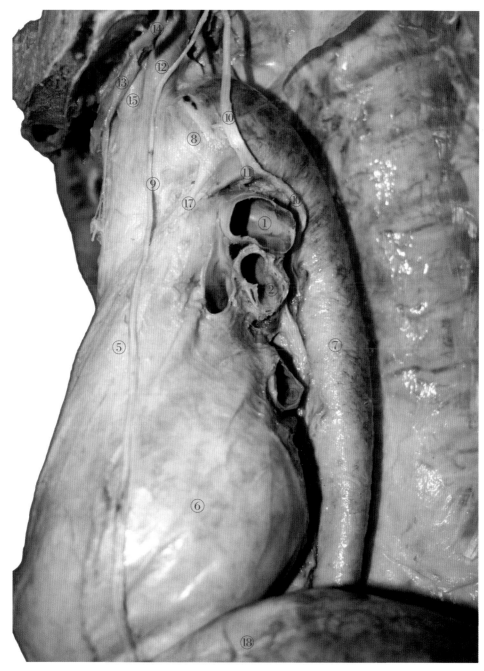

图2-10 纵隔左面观（3）

① 左肺动脉（left pulmonary artery）

② 左主支气管（left main bronchus）

③ 左上肺静脉（left superior pulmonary vein）

④ 左下肺静脉（left inferior pulmonary vein）

⑤ 肺动脉干（pulmonary trunk）

⑥ 左心室（left ventricle）

⑦ 胸降主动脉（thoracic descending aorta）

⑧ 主动脉弓（arch of aorta）

⑨ 膈神经（phrenic nerve）

⑩ 迷走神经（vagus nerve）

⑪ 左喉返神经（left recurrent laryngeal nerve）

⑫ 左锁骨下动脉（left subclavian artery）

※说明：⑬～⑱图注见图2-11。

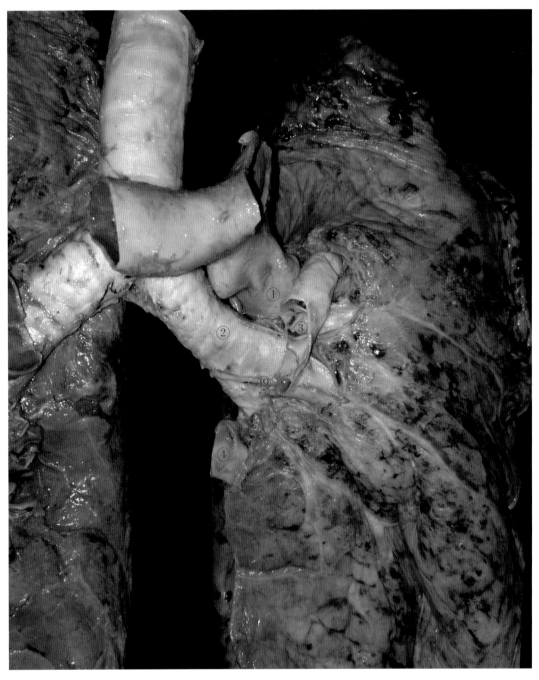

图2-11　左肺根

⑬　左头臂静脉（left brachiocephalic vein）　　　　⑭　左胸廓内动脉（left internal thoracic artery）

⑮　左颈总动脉（left common carotid artery）　　　⑯　胸骨角（sternal angle）

⑰　动脉韧带（ligamentum arteriosum）　　　　　⑱　膈（diaphragm）

⑲　左支气管动脉（left bronchial artery）

※说明：①～⑫图注见图2-10。

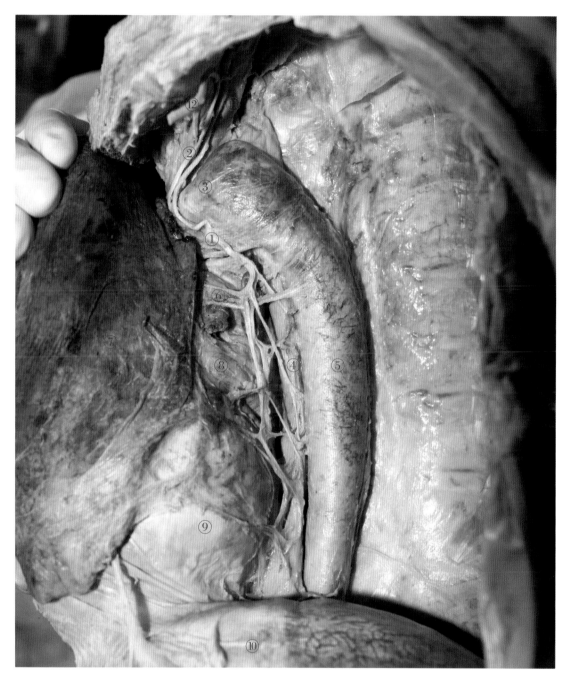

图2-12　左迷走神经食管丛

① 迷走神经（vagus nerve）　② 膈神经（phrenic nerve）　③ 主动脉弓（arch of aorta）

④ 食管（esophagus）　⑤ 胸降主动脉（thoracic descending aorta）　⑥ 左主支气管（left main bronchus）

⑦ 左肺（left lung）　⑧ 左下肺静脉（left inferior pulmonary vein）　⑨ 左心室（left ventricle）

⑩ 膈（diaphragm）　⑪ 左锁骨下动脉（left subclavian artery）

⑫ 左胸廓内动脉（left internal thoracic artery）　⑬ 支气管肺门淋巴结（bronchopulmonary hilar lymph nodes）

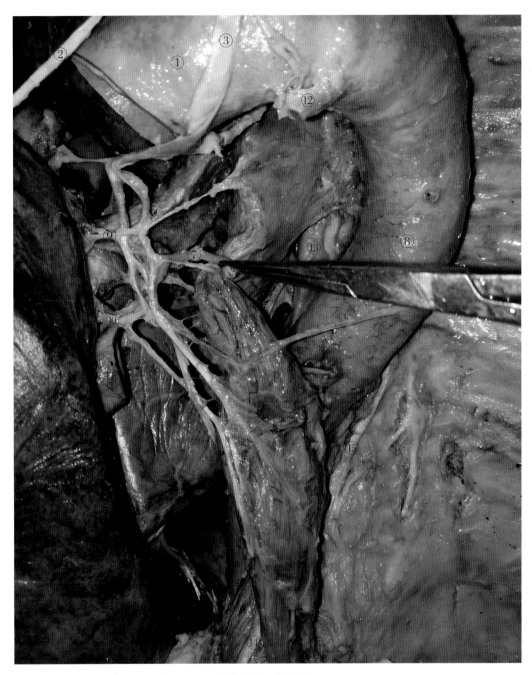

图2-13　左迷走神经肺丛

① 主动脉弓（arch of aorta）　　② 膈神经（phrenic nerve）　③ 迷走神经（vagus nerve）

④ 左主支气管（left main bronchus）　　⑤ 左肺（left lung）　　⑥ 食管（esophagus）

⑦ 支气管动脉（bronchial artery）　　⑧ 胸降主动脉（thoracic descending aorta）

⑨ 肺前丛（anterior pulmonary plexus）　　⑩ 肺后丛（posterior pulmonary plexus）

⑪ 左下肺静脉（left inferior pulmonary vein）　　⑫ 动脉韧带（ligamentum arteriosum）

⑬ 奇静脉（azygos vein）　　⑭ 食管前丛（anterior esophagus plexus）

⑮ 内脏大神经（greater splanchnic nerve）

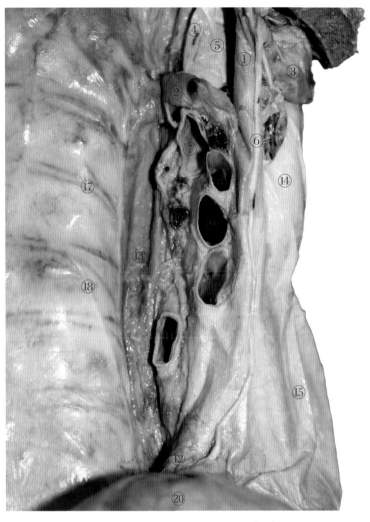

图2-14　纵隔右面观（1）

① 上腔静脉（superior vena cava）　　　　② 奇静脉弓（arch of azygos vein）

③ 左头臂静脉（left brachiocephalic vein）　　④ 右迷走神经（right vagus nerve）

⑤ 右迷走神经心丛分支（branches of right vagus nerve to cardiac plexuses）

⑥ 膈神经（phrenic nerve）　　　　　　⑦ 右主支气管（right main bronchus）

⑧ 右上肺动脉（right superior pulmonary artery）　⑨ 右中下肺动脉（right middle and inferior pulmonary artery）

⑩ 右上肺静脉（right superior pulmonary vein）　⑪ 右下肺静脉（right inferior pulmonary vein）

⑫ 下腔静脉（inferior vena cava）　　　　⑬ 食管（esophagus）

⑭ 升主动脉（ascending aorta）　　　　　⑮ 心包（pericardium）

⑯ 支气管肺门淋巴结（bronchopulmonary hilar lymph nodes）

⑰ 肋间后血管及肋间神经（posterior intercostal vessels and intercostal nerve）

⑱ 内脏大神经（greater splanchnic nerve）　⑲ 胸廓内动脉（internal thoracic artery）

⑳ 膈（diaphragm）

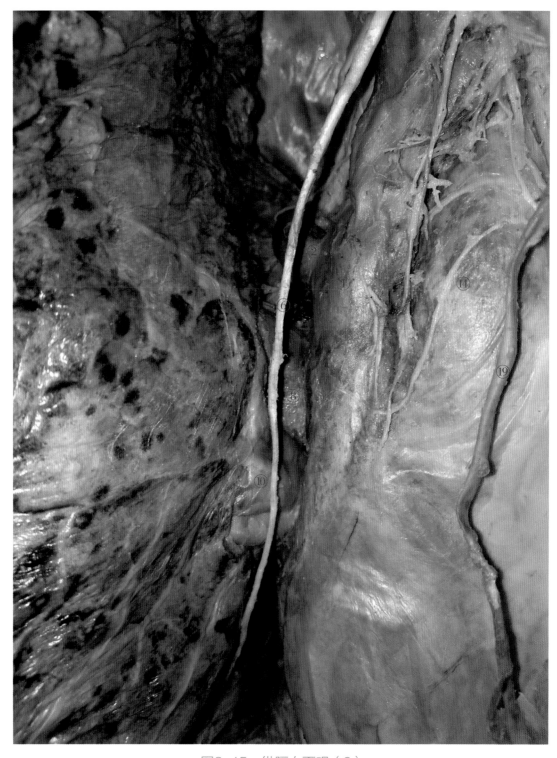

图2-15　纵隔右面观（2）

※说明：图注同图2-14。

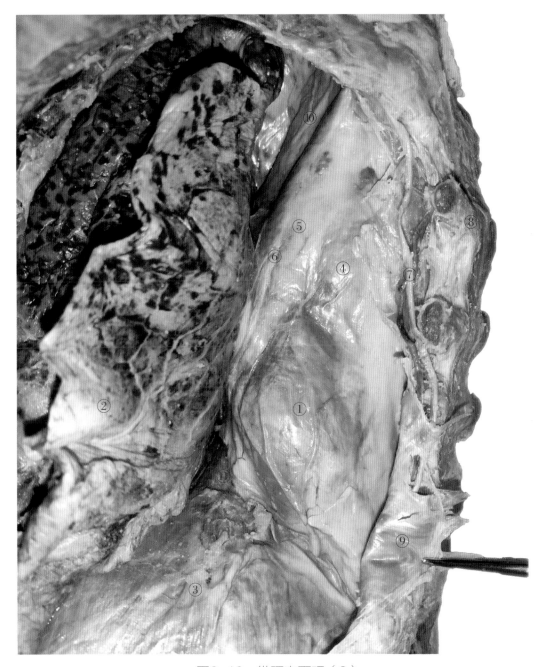

图2-16 纵隔右面观（3）

① 心包（pericardium）　　② 右肺（right lung）　　③ 膈（diaphragm）

④ 升主动脉（ascending aorta）　　⑤ 上腔静脉（superior vena cava）

⑥ 膈神经（phrenic nerve）　　⑦ 胸廓内动脉（internal thoracic artery）

⑧ 胸骨角（sternal angle）　　⑨ 胸横肌（transversus thoracic muscle）

⑩ 迷走神经（vagus nerve）　　⑪ 下腔静脉（inferior vena cava）

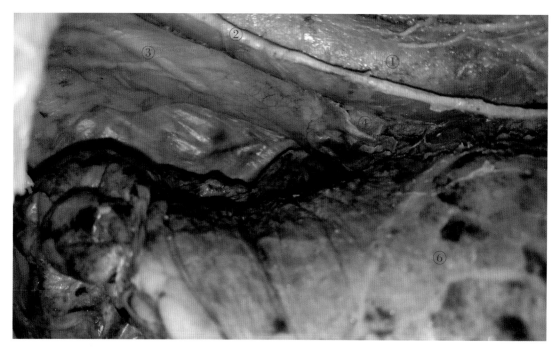

图2-17　上纵隔右面观（2）

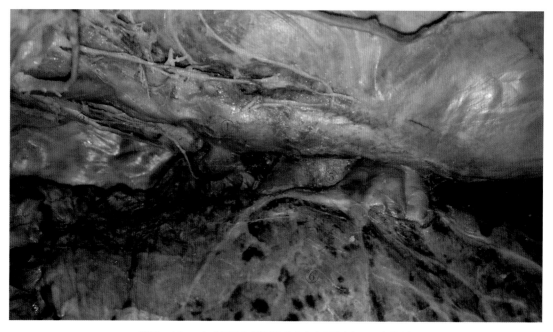

图2-18　上纵隔右面观（3）（膈神经已离断）

① 上腔静脉（superior vena cava）　② 膈神经（phrenic nerve）　③ 迷走神经（vagus nerve）

④ 奇静脉弓（arch of azygos vein）　⑤ 右肺根（root of right lung）　⑥ 右肺（right lung）

⑦ 气管（trachea）

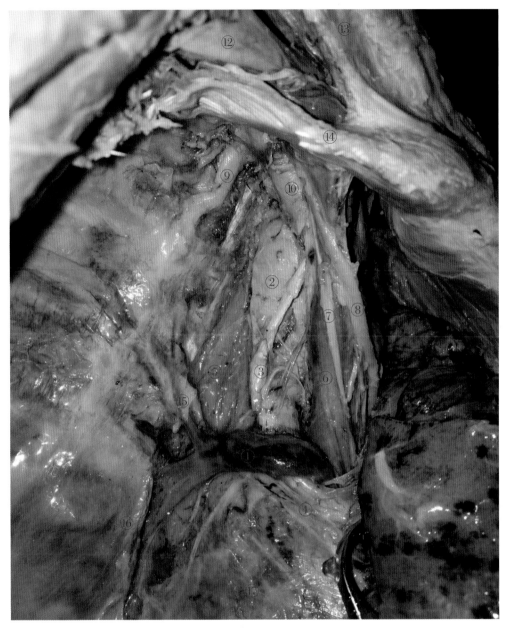

图2-19　奇静脉弓

① 奇静脉弓（arch of azygos vein）　　② 气管（trachea）　　③ 右迷走神经（right vagus nerve）

④ 右主支气管（right main bronchus）　　⑤ 食管（esophagus）　　⑥ 上腔静脉（superior vena cava）

⑦ 膈神经（phrenic nerve）　　⑧ 胸廓内动脉（internal thoracic artery）

⑨ 交感干（sympathetic trunk）　　⑩ 右锁骨下动脉（right subclavian artery）

⑪ 右颈总动脉（right common carotid artery）　　⑫ 右锁骨下静脉（right subclavian vein）

⑬ 右锁骨（right clavicle）　　⑭ 第1肋（first rib）

⑮ 右肋间上静脉（right superior intercostal vein）⑯ 奇静脉（azygos vein）　⑰ 右肺（right lung）

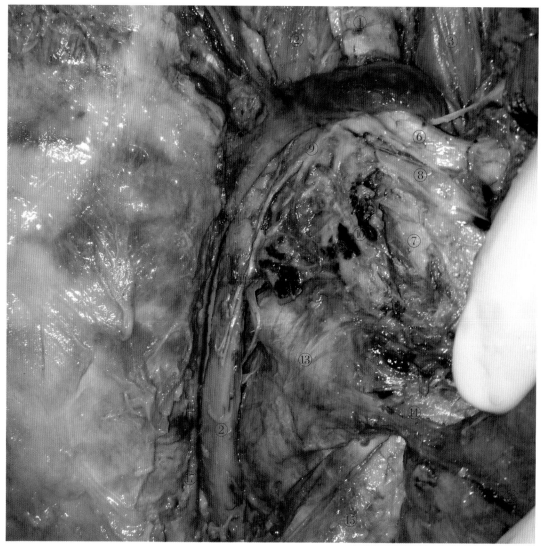

图2-20 食管（正常分布）

① 气管（trachea）

② 食管（esophagus）

③ 上腔静脉（superior vena cava）

④ 奇静脉弓（arch of azygos vein）

⑤ 右肋间上静脉（right superior intercostal vein）

⑥ 右上叶支气管（right superior lobar bronchus）

⑦ 右中下叶支气管（right middle and inferior lobar bronchus）

⑧ 支气管动脉（bronchial artery）

⑨ 迷走神经（vagus nerve）

⑩ 肺后丛（posterior pulmonary plexus）

⑪ 食管丛（esophageal plexus）

⑫ 气管支气管淋巴结（tracheobronchial nodes）

⑬ 左心房（left atrium）

⑭ 右下肺静脉（right inferior pulmonary vein）

⑮ 下腔静脉（inferior vena cava）

⑯ 右肺（right lung）

⑰ 奇静脉（azygos vein）

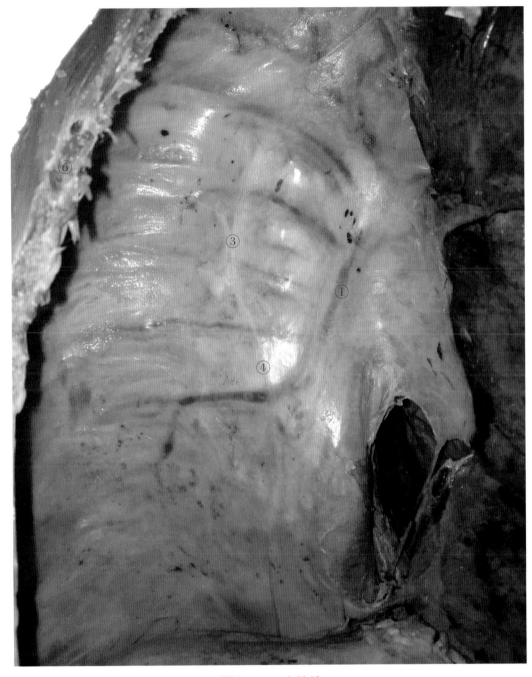

图2-21　奇静脉

① 奇静脉（azygos vein）　　　　　② 右肋间上静脉（right superior intercostal vein）

③ 交感干（sympathetic trunk）　　④ 内脏大神经（greater splanchnic nerve）

⑤ 右肺（right lung）　　　　　　　⑥ 肋骨（ribs）

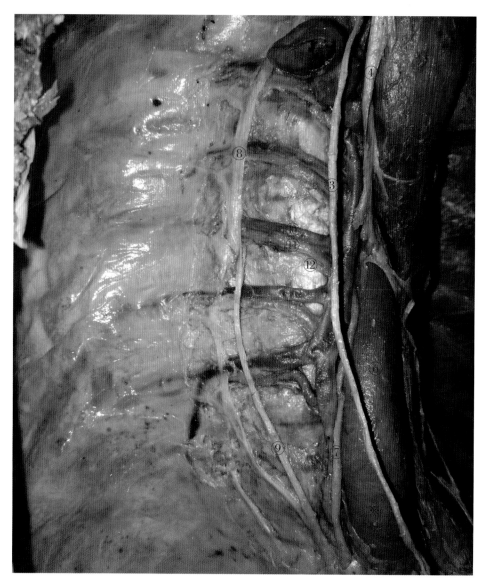

图2-22　胸导管（1）

① 奇静脉弓（arch of azygos vein）　　　　② 奇静脉（azygos vein）

③ 膈神经（phrenic nerve）（因后方纵隔气管被剔除，造成图中解剖学位置）

④ 迷走神经（vagus nerve）　　　　　　　⑤ 食管（esophagus）

⑥ 胸降主动脉（thoracic descending aorta）　⑦ 胸导管（thoracic duct）

⑧ 交感干（sympathetic trunk）　　　　　⑨ 内脏大神经（greater splanchnic nerve）

⑩ 肋间后静脉（posterior intercostal vein）　⑪ 肋间后动脉（posterior intercostal artery）

⑫ 肋间神经（intercostal nerve）

※说明：胸降主动脉与食管中下段的走行因前方心脏离心性肥大压迫导致偏离正常解剖学位置。

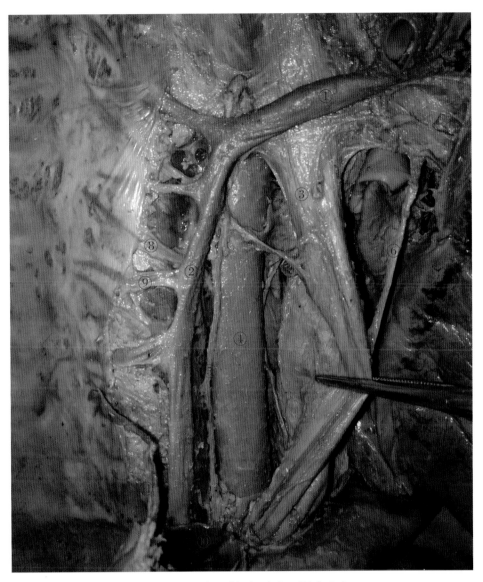

图2-23　胸导管（2）（正常分布）

① 奇静脉弓（arch of azygos vein）　　　② 奇静脉（azygos vein）

③ 食管（esophagus）　　　　　　　　　④ 胸降主动脉（thoracic descending aorta）

⑤ 胸导管（thoracic duct）　　　　　　　⑥ 迷走神经（right vagus nerve）

⑦ 右肺（right lung）　　　　　　　　　⑧ 肋间后动脉（posterior intercostal artery）

⑨ 肋间后静脉（posterior intercostal vein）　⑩ 下腔静脉（inferior vena cava）

⑪ 膈神经（切断）[ phrenic nerve（cut）]

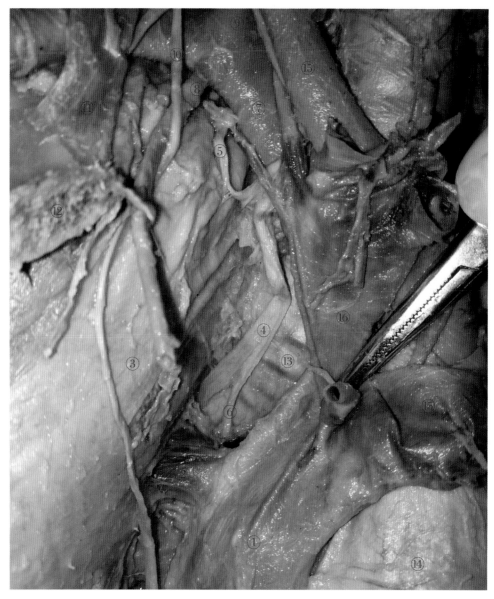

图2-24　右迷走神经（胸上段）

① 上腔静脉（superior vena cava）　　② 奇静脉弓（arch of azygos vein）

③ 右纵隔胸膜（right mediastinal part of parietal pleura）　④ 右迷走神经（right vagus nerve）

⑤ 右喉返神经（right recurrent laryngeal nerve）　　⑥ 心丛（cardiac plexus）

⑦ 右锁骨下动脉（right subclavian artery）（前方锁骨下静脉已被离断）

⑧ 胸廓内动脉（internal thoracic artery）　　⑨ 椎动脉（vertebral artery）

⑩ 膈神经（phrenic nerve）　　⑪ 前斜角肌（anterior scalene muscle）

⑫ 第1肋（firs trib）　　⑬ 气管（trachea）　⑭ 升主动脉（ascending aorta）

⑮ 左头臂静脉（left brachiocephalic vein）　　⑯ 右头臂静脉（right brachiocephalic vein）

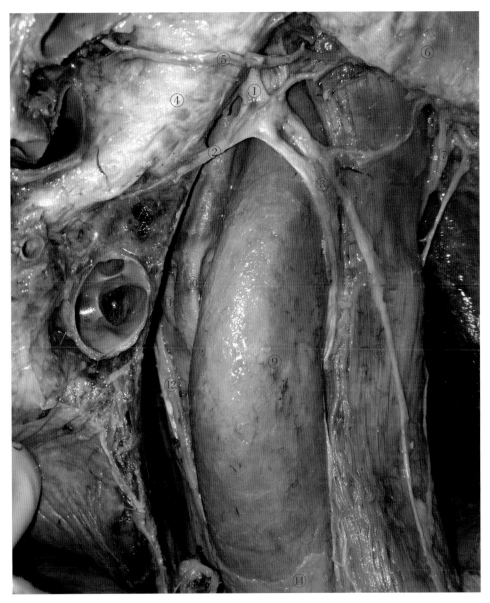

图2-25　右迷走神经（胸下段）（胸主动脉走行异常）

① 右迷走神经（right vagus nerve）　　② 右肺后丛（right posterior pulmonary plexus）

③ 食管丛（esophageal plexus）　　④ 右主支气管（right main bronchus）

⑤ 右支气管动脉（right bronchial artery）　　⑥ 左主支气管（left main bronchus）

⑦ 左迷走神经（left vagus nerve）　　⑧ 食管（esophagus）

⑨ 胸降主动脉（thoracic descending aorta）　　⑩ 奇静脉（azygos vein）

⑪ 肋间后动脉（posterior intercostal artery）　　⑫ 胸导管（thoracic duct）

⑬ 右下肺静脉（right inferior pulmonary vein）　　⑭ 纵隔胸膜（切断）[ mediastinal pleura（cut）]

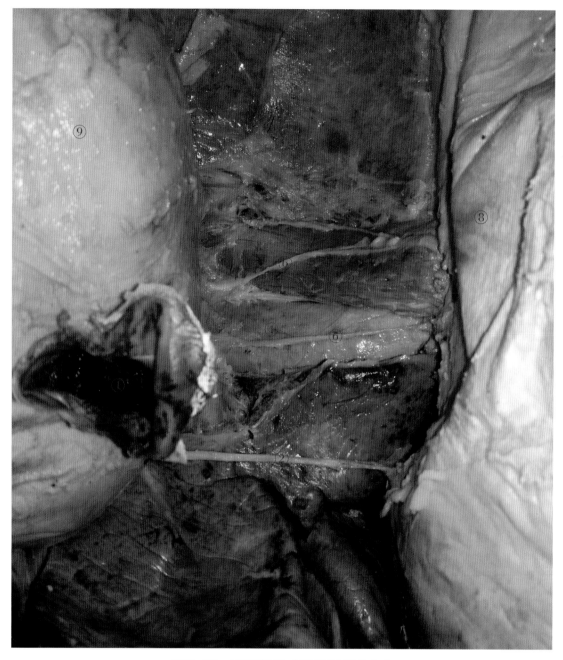

图2-26　下腔静脉（异常解剖分布）

① 下腔静脉（inferior vena cava）　　　② 膈神经（phrenic nerve）

③ 右肺（right lung）　　　　　　　　④ 胸降主动脉（thoracic descending aorta）

⑤ 食管（esophagus）　　　　　　　　⑥ 迷走神经（vagus nerve）

⑦ 左肺（left lung）　　　　　　　　　⑧ 膈（diaphragm）

⑨ 心包（pericardium）

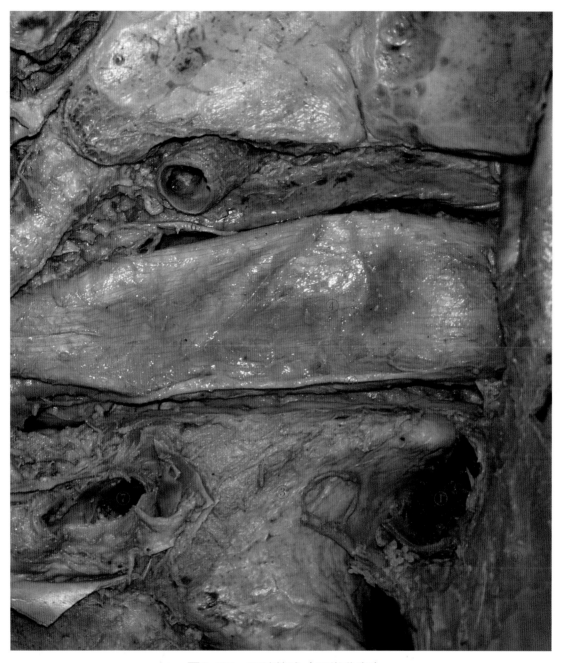

图2-27 下腔静脉（正常分布）

① 下腔静脉（inferior vena cava）

② 膈神经（切断）[ phrenic nerve（cut）]

③ 右肺（right lung）

④ 食管（esophagus）

⑤ 左肺（left lung）

⑥ 迷走神经（vagus nerve）

⑦ 右下肺静脉（right inferior pulmonary vein）

⑧ 左下肺静脉（left inferior pulmonary vein）

⑨ 膈（diaphragm）

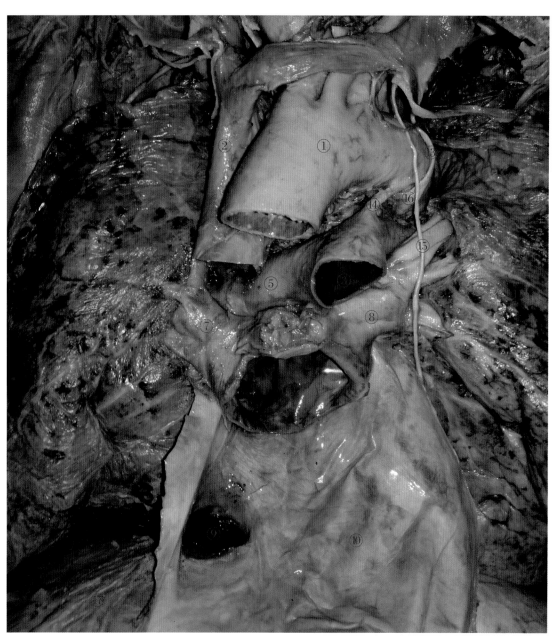

图2-28  出入心脏大血管

① 主动脉弓（arch of aorta）　　② 上腔静脉（superior vena cava）　　③ 肺动脉干（pulmonary trunk）

④ 左肺动脉（left pulmonary artery）　⑤ 右肺动脉（right pulmonary artery）　⑥ 左心房（left atrium）

⑦ 右上肺静脉（right superior pulmonary vein）　　　　　　　　⑧ 左上肺静脉（left superior pulmonary vein）

⑨ 下腔静脉（inferior vena cava）　⑩ 心包（pericardium）　　⑪ 左肺（left lung）

⑫ 右肺（right lung）　　　　⑬ 迷走神经（vagus nerve）　　⑭ 动脉韧带（ligamentum arteriosum）

⑮ 膈神经（phrenic nerve）　⑯ 左喉返神经（left recurrent laryngeal nerve）　⑰ 膈（diaphragm）

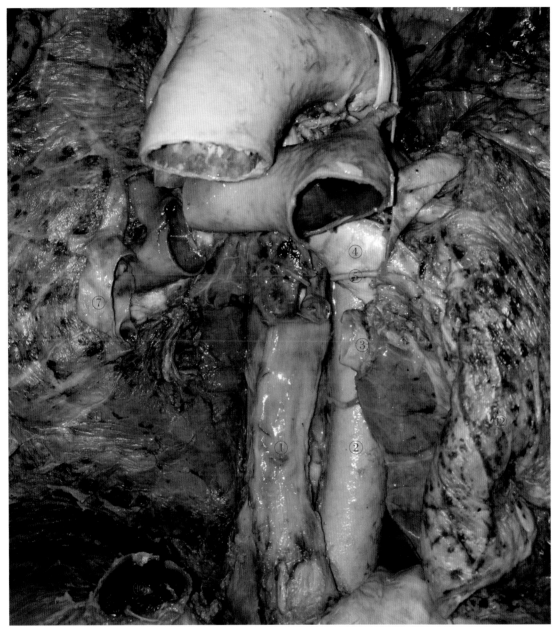

图2-29 心底后隙（1）

① 食管（esophagus）　　　　　　　　② 胸降主动脉（thoracic descending aorta）

③ 左下肺静脉（left inferior pulmonary vein）　　④ 左主支气管（left main bronchus）

⑤ 支气管动脉（bronchial artery）　　⑥ 气管支气管淋巴结（tracheobronchial nodes）

⑦ 右上肺静脉（right superior pulmonary vein）　　⑧ 右下肺静脉（right inferior pulmonary vein）

⑨ 肺韧带（pulmonary ligament）　　⑩ 下腔静脉（inferior vena cava）

⑪ 右肺（right lung）　　　　　　　　⑫ 左肺（left lung）

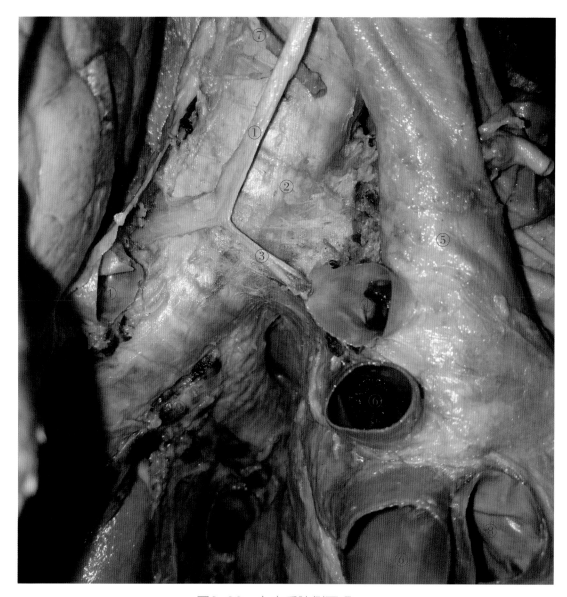

图2-30　心底后隙侧面观

① 迷走神经（vagus nerve）　② 气管（trachea）

③ 心丛（cardiac plexus）　④ 奇静脉弓（arch of azygos vein）

⑤ 上腔静脉（superior vena cava）　⑥ 右肺动脉（right pulmonary artery）

⑦ 支气管动脉（该支起自右锁骨下动脉）（bronchial artery origining from right subclavian artery）

⑧ 右上肺静脉（right superior pulmonary vein）　⑨ 气管支气管淋巴结（tracheobronchial nodes）

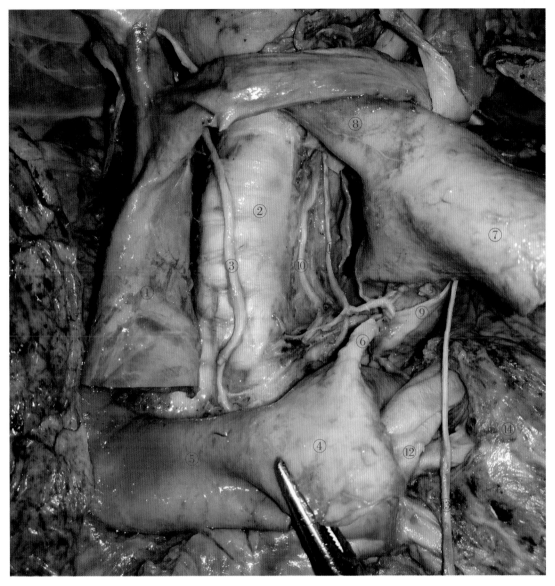

图2-31 主动脉弓后隙

① 上腔静脉（superior vena cava）    ② 气管（trachea）

③ 支气管动脉（该支起自右锁骨下动脉）（bronchial artery origining from right subclavian artery）

④ 肺动脉干（pulmonary trunk）    ⑤ 右肺动脉（right pulmonary artery）

⑥ 动脉韧带（ligamentum arteriosum）    ⑦ 主动脉弓（arch of aorta）

⑧ 头臂干（brachiocephalic trunk）    ⑨ 迷走神经（vagus nerve）

⑩ 左喉返神经（left recurrent laryngeal nerve）    ⑪ 胸心交感支（thoracic cardiac sympathetic branch）

⑫ 左上肺静脉（left pulmonary vein）    ⑬ 膈神经（phrenic nerve）

⑭ 左肺（left lung）    ⑮ 右肺（right lung）

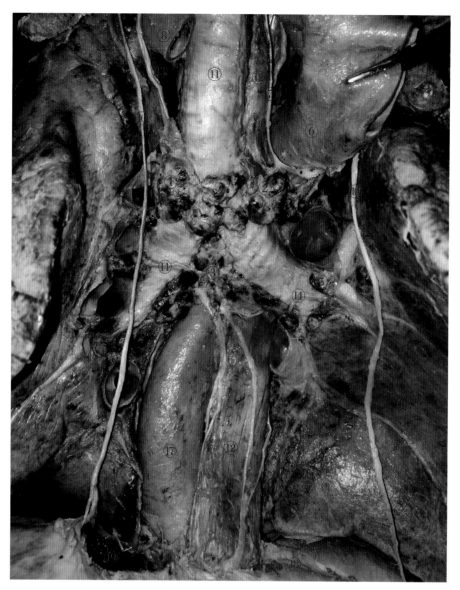

图2-32 肺的淋巴结（胸主动脉与食管异常分布）

① 右气管支气管上淋巴结（right superior tracheobronchial nodes）

② 左气管支气管上淋巴结（left superior tracheobronchial nodes）

③ 气管支气管淋巴结（tracheobronchial nodes）　④ 右支气管肺门淋巴结（right bronchopulmonary nodes）

⑤ 左支气管肺门淋巴结（left bronchopulmonary nodes）　⑥ 主动脉弓（arch of aorta）

⑦ 左喉返神经（left recurrent laryngeal nerve）　⑧ 头臂干（brachiocephalic trunk）

⑨ 胸廓内动脉（internal thoracic artery）　⑩ 膈神经（phrenic nerve）　⑪ 气管（trachea）

⑫ 食管（esophagus）　⑬ 迷走神经（vagus nerve）　⑭ 支气管动脉（bronchial artery）

⑮ 左肺（left lung）　⑯ 右肺（right lung）

⑰ 胸降主动脉（thoracic descending aorta）　⑱ 膈（diaphragm）　⑲ 下腔静脉（inferior vena cava）

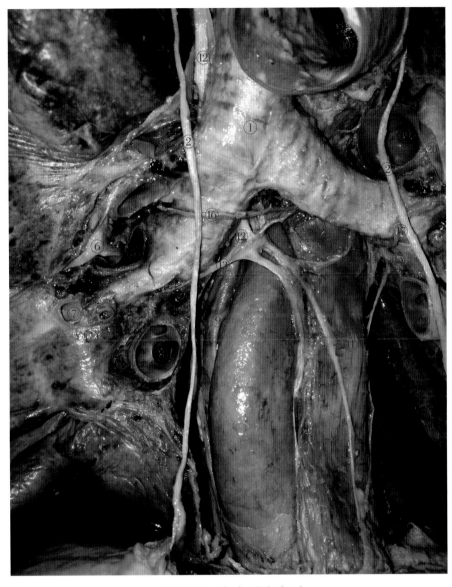

图2-33　心底后隙（2）

① 气管（trachea）

② 膈神经（phrenic nerve）

③ 奇静脉弓（arch of azygos vein）

④ 右上肺动脉（right superior pulmonary artery）

⑤ 右中下肺动脉（right middle-inferior pulmonary artery）

⑥ 右上肺静脉（right superior pulmonary vein）

⑦ 右中肺静脉（right middle pulmonary vein）

⑧ 右下肺静脉（right inferior pulmonary vein）

⑨ 奇静脉（azygos vein）

⑩ 主动脉（aorta）　　⑪ 食管（esophagus）

⑫ 右迷走神经（right vagus nerve）

⑬ 右肺后丛（right posterior pulmonary plexus）

⑭ 左迷走神经（left vagus nerve）

⑮ 左肺后丛（left posterior pulmonary plexus）

⑯ 右支气管动脉（right bronchial artery）

⑰ 左支气管动脉（left bronchial artery）

⑱ 左下肺静脉（left inferior pulmonary vein）

⑲ 左肺动脉（left pulmonary artery）

⑳ 左上肺静脉（left superior pulmonary vein）

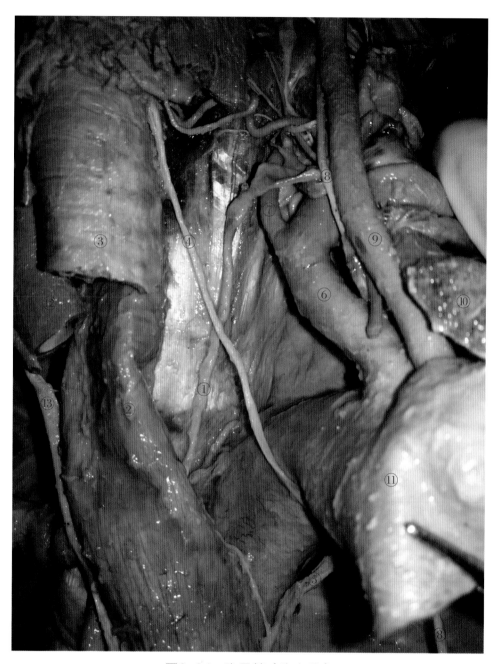

图2-34　胸导管（胸上段）

① 胸导管（thoracic duct）　　　② 食管（esophagus）　　　③ 气管（trachea）

④ 左喉返神经（left recurrent laryngeal nerve）　　⑤ 左迷走神经（left vagus nerve）

⑥ 左锁骨下动脉（left subclavian artery）　　⑦ 椎动脉（vertebral artery）　　⑧ 膈神经（phrenic nerve）

⑨ 左颈总动脉（left common carotid artery）　　⑩ 第1肋（firs trib）　　⑪ 主动脉弓（arch of aorta）

⑫ 头臂干（brachiocephalic trunk）　　⑬ 右迷走神经（right vagus nerve）

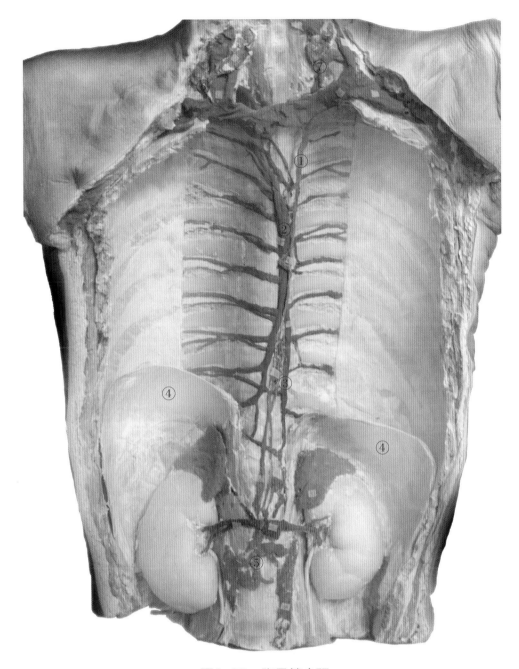

图2-35 胸导管全程

① 胸导管（thoracic duct ）　② 奇静脉（azygos vein ）　③ 半奇静脉（hemi-azygos vein ）

④ 膈（diaphragm ）　⑤ 乳糜池（cisterna chyli ）　⑥ 右颈干（right jugular trunk ）

⑦ 左颈干（left jugular trunk ）

（长治医学院解剖教研室供图）

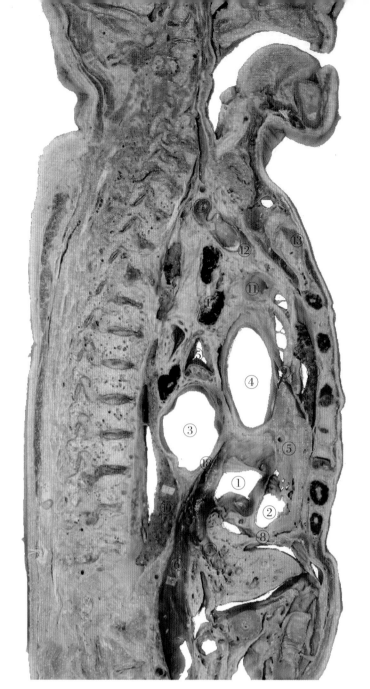

图2-36 纵隔矢状面观

（长治医学院解剖教研室供图）

① 右心房（right atrium） ② 右心室（right ventricle） ③ 左心房（left ventricle）

④ 升主动脉（ascending aorta） ⑤ 右冠状动脉（right coronary artery）

⑥ 下腔静脉（inferior vena cava） ⑦ 肝静脉（hepatic vein） ⑧ 膈（diaphragm）

⑨ 心包（pericardium） ⑩ 右肺（right lung）

⑪ 左头臂静脉（left brachiocephalic vein） ⑫ 头臂干（brachiocephalic trunk）

⑬ 胸骨柄（manubrium sterni） ⑭ 右颈总动脉（right common carotid artery）

⑮ 肺动脉（pulmonary artery） ⑯ 右主支气管（right main bronchus）

⑰ 右气管支气管上淋巴结（right superior tracheobronchial nodes） ⑱ 房间隔（interatrial septum）

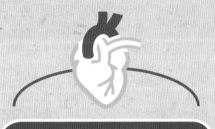

# 第三章

# 心脏大血管

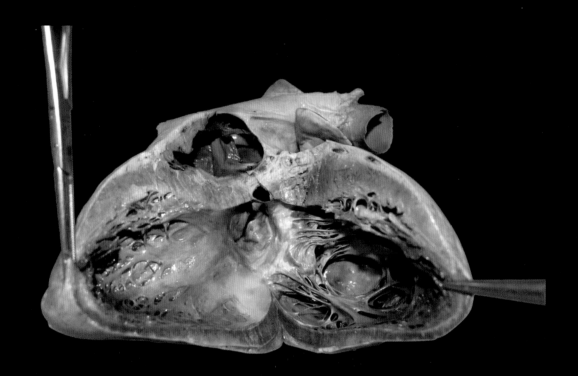

# 第一节　心脏大体观

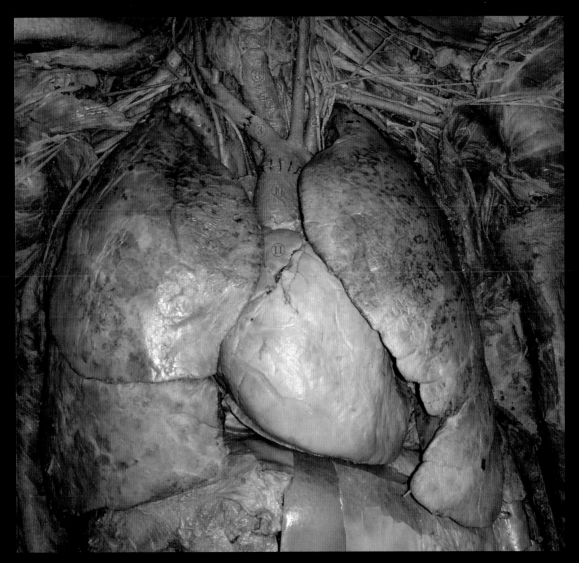

图3-1-1　心脏大血管整体观

① 膈神经（phrenic nerve）　　　　　　　　　② 迷走神经（vagus nerve）

③ 头臂干（brachiocephalic trunk）　　　　　　④ 左颈总动脉（left common carotid artery）

⑤ 左锁骨下动脉（left subclavian artery）　　　⑥ 甲状颈干（thyrocervical trunk）

⑦ 胸廓内动脉（切断）[ internal thoracic artery（cut）]　⑧ 气管（trachea）

⑨ 喉返神经（recurrent laryngeal nerve）　　　⑩ 主动脉（aorta）

⑪ 右心耳（right auricle）

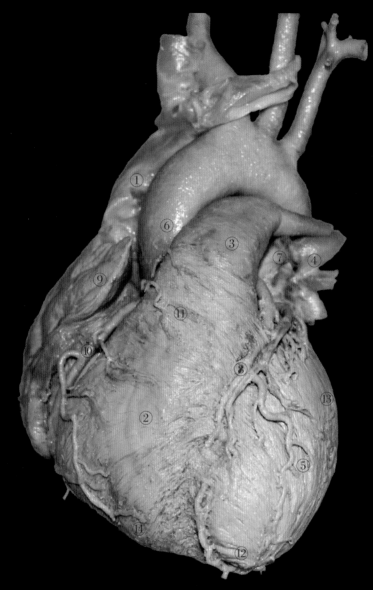

图3-1-2　心脏正面观

① 上腔静脉（superior vena cava）　② 右心室（right ventricle）　③ 肺动脉干（pulmonary trunk）

④ 肺静脉（pulmonary veins）　⑤ 左心室（left ventricle）　⑥ 升主动脉（ascending aorta）

⑦ 左心耳（left auricle）　⑧ 左前降支（left anterior descending branch）

⑨ 右心耳（right auricle）　⑩ 右冠状动脉、右房室沟（right coronary artery、right atrioventricular sulcus）

⑪ 动脉圆锥（conus arteriosus）　⑫ 心尖（apex of heart）

⑬ 左缘、钝缘（left border、obtuse margin of heart）

⑭ 下缘、锐缘（inferior border、acute margin of heart）

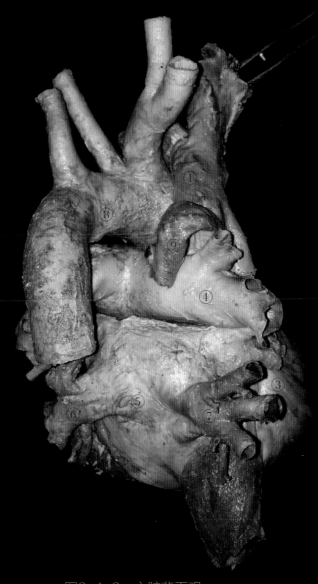

图3-1-3 心脏背面观

① 上腔静脉（superior vena cava）　　　　② 下腔静脉（inferior vena cava）

③ 右心房（right atrium）　　　　　　　　④ 右肺动脉（right pulmonary artery）

⑤ 左心房（left atrium）　　　　　　　　　⑥ 左下肺静脉（left inferior pulomnary vein）

⑦ 右下肺静脉（right inferior pulomnary vein）⑧ 主动脉弓（arch of aorta）

⑨ 奇静脉弓（arch of azygos vein）

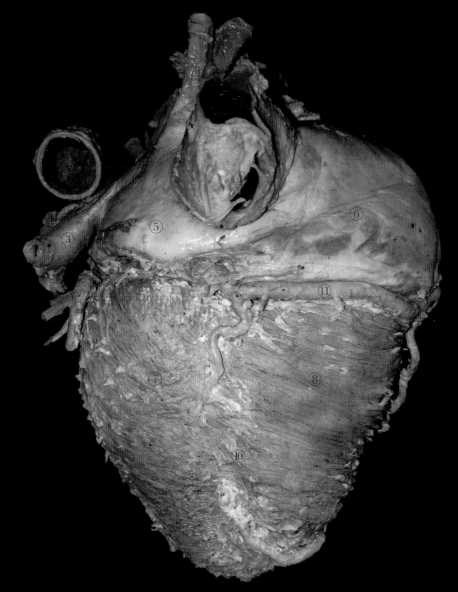

图3-1-4　心脏膈面观

① 下腔静脉（inferior vena cava）　　　　② 降主动脉（descending aorta）

③ 左肺静脉（left pulmonary veins）　　　④ 右肺静脉（right pulmonary veins）

⑤ 左心房（left atrium）　　　　　　　　⑥ 右心房（right atrium）

⑦ 左心室（left ventricle）　　　　　　　⑧ 右心室（right ventricle）

⑨ 心尖（apex of heart）　　　　　　　　⑩ 后室间沟（posterior interventricular sulcus）

⑪ 右冠状动脉（right coronary artery）

※说明：正常的心脏解剖学位置应为该图顺时针旋转45°左右。

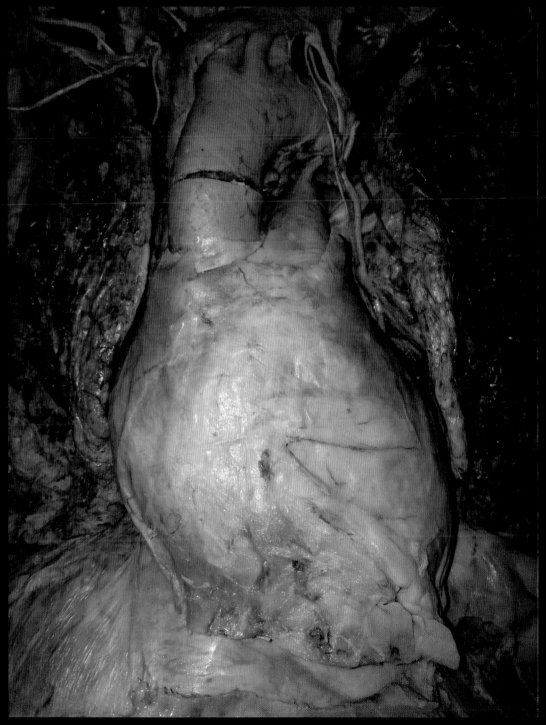

图3-2-1　心包全面观

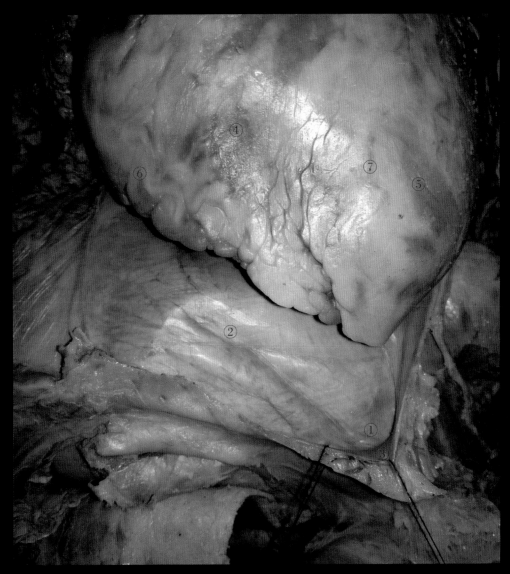

图3-2-2　心包前下窦

① 心包前下窦（anterior inferior sinus）　　　② 心包膈部（diaphragmatic part of pericardium）

③ 心包胸肋部（sternocostal part of pericardium）　　④ 右心室（right ventricle）

⑤ 左心室（left ventricle）　　　　　　　　　⑥ 右缘支（right marginal branch）

⑦ 左前降支（left anterior descending branch）

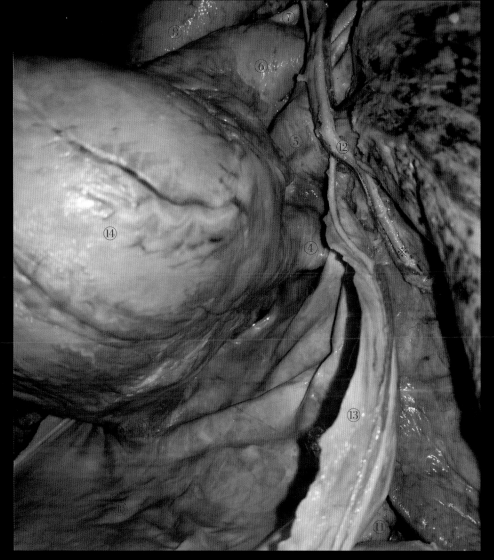

图3-2-3　心包斜窦

① 斜窦（oblique pericardial sinus）　　　　② 右下肺静脉（right inferior pulmonary vein）

③ 右上肺静脉（right superior pulmonary vein）　　④ 左下肺静脉（left inferior pulmonary vein）

⑤ 左上肺静脉（left superior pulmonary vein）　　⑥ 肺动脉（pulmonary artery）

⑦ 动脉韧带（ligamentum arteriosum）　　　　⑧ 主动脉（aorta）　　⑨ 下腔静脉（inferior vena cava）

⑩ 心包膈部（diaphragmatic part of pericardium）　　⑪ 胸降主动脉（thoracic descending aorta）

⑫ 膈神经及心包膈动脉、静脉（phrenic nerve and pericardiacophrenic artery and vein）

⑬ 心包（pericaridum）　　　　　　　　　　⑭ 左心室（left ventricle）

※说明：心包膈血管及神经正常解剖位置为紧贴心包，本图中为解剖时心包膈血管的游离断端。

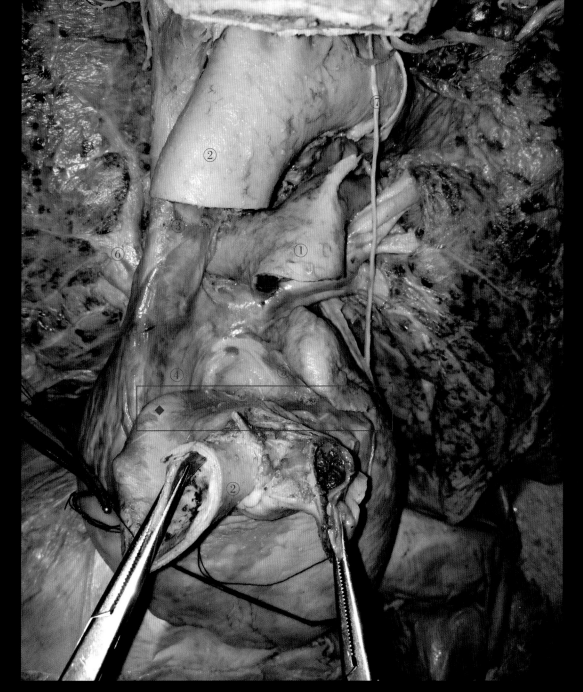

图3-2-4　心包横窦

◆ 心包横窦（transverse pericardial sinus）

① 肺动脉干（pulmonary trunk）　　② 主动脉（aorta）　　③ 上腔静脉（superior vena cava）

④ 右心房（right atrium）　　⑤ 左心房（left atrium）　　⑥ 肺静脉（pulmonary vein）

⑦ 膈神经（phrenic nerve）

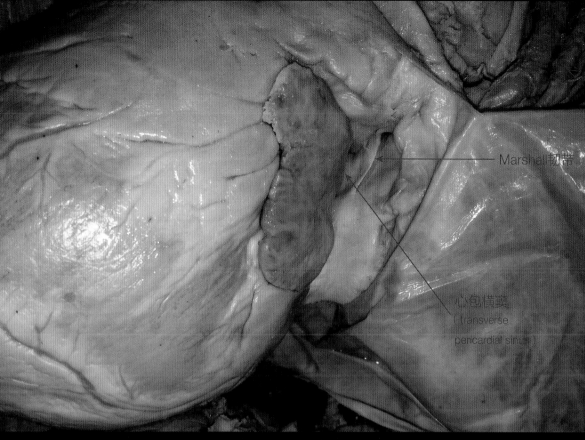

图3-2-5　心包横窦左面观

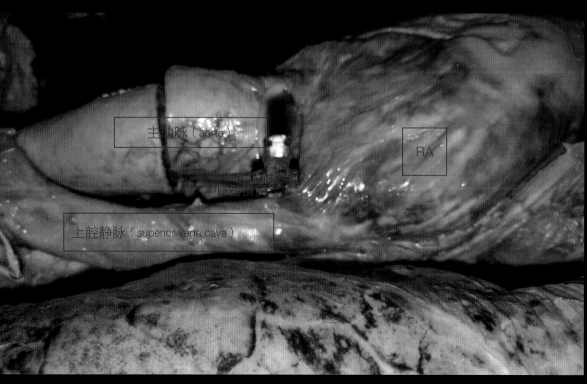

图3-2-6　心包横窦右面观

# 第三节　冠状动脉及心静脉

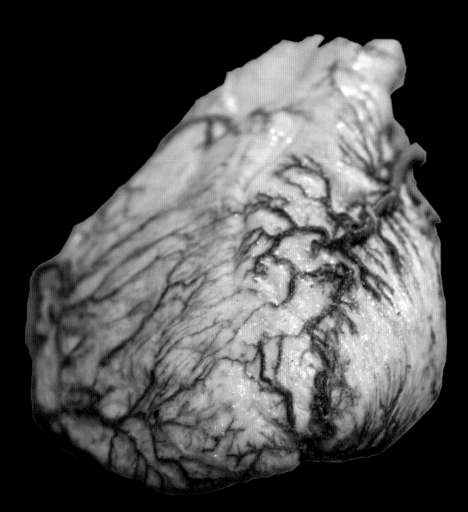

图3-3-1　冠脉循环大体观

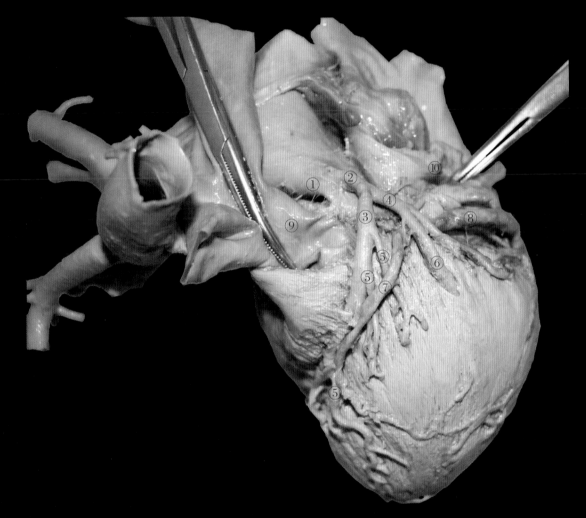

図3-3-2 左冠状动脉心脏左面观（拨开肺动脉干与左心耳可见）

① 主动脉左窦（left aortic sinus）　　② 左冠状动脉（left coronary artery）

③ 前降支（anterior descending branch）　　④ 回旋支（circumflex branch）

⑤ 对角支（diagonal branches）　　⑥ 左缘支（left marginal branch）

⑦ 心大静脉（great cardiac vein）　　⑧ 冠状窦（coronary sinus）

⑨ 肺动脉干（pulmonary trunk）　　⑩ 左心耳（left auricle）

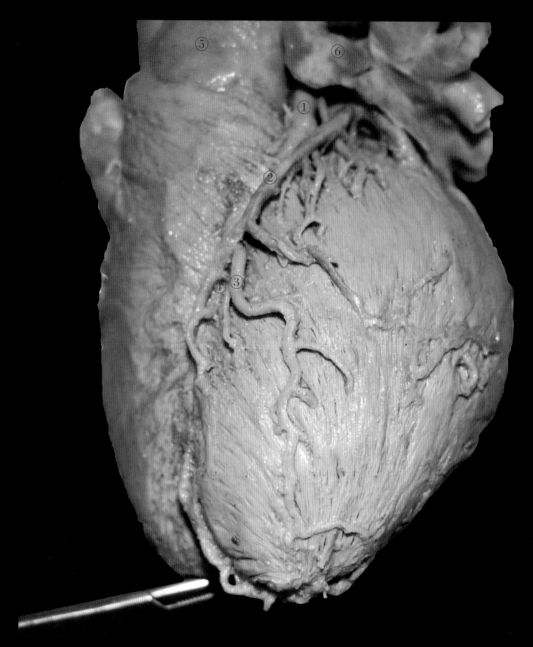

图3-3-3　前降支

① 前降支（anterior descending branch）　　② 心大静脉（great cardiac vein）

③ 对角支（diagonal branches）　　　　　　④ 室间隔支（interventricular septal branches）

⑤ 肺动脉（pulmonary artery）　　　　　　⑥ 左心耳（left auricle）

⑦ 回旋支（circumflex branch）

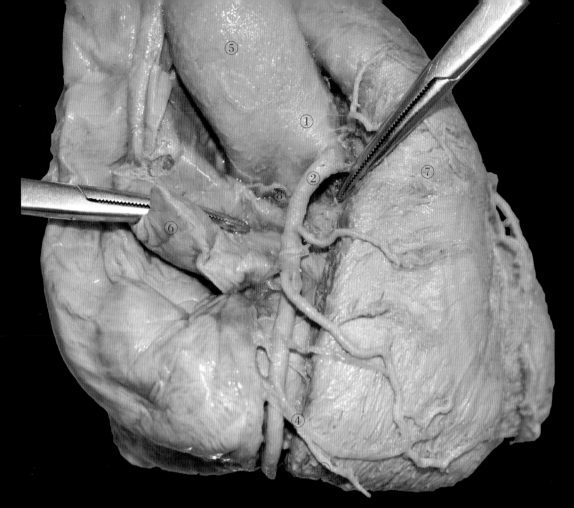

图3-3-4　右冠状动脉心脏右面观（拨开右心耳与肺动脉圆锥可见）

① 主动脉右窦（right aortic sinus）　　② 右冠状动脉（right coronary artery）

③ 右缘支（right marginal branch）　　④ 心小静脉（small cardiac vein）

⑤ 升主动脉（ascending aorta）　　　　⑥ 右心耳（right auricle）

⑦ 动脉圆锥（conus arteriosus）　　　　⑧ 窦房结支（sinu-atrial nodal branch）

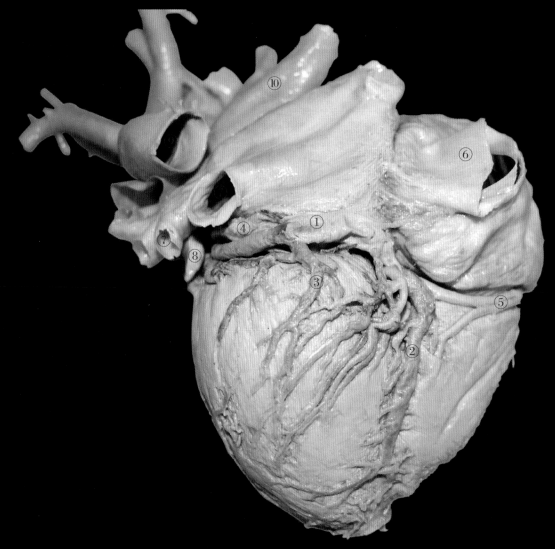

图3-3-5　冠脉循环膈面观（1）

① 冠状窦（coronary sinus）　　　　　　　② 心中静脉（middle cardiac vein）

③ 左心室后静脉（posterior vein of left ventricle）　　④ 回旋支（circumflex branch）

⑤ 右冠状动脉（right coronary artery）　　⑥ 下腔静脉（inferior vena cava）

⑦ 肺静脉（pulmonary vein）　　　　　　　⑧ 左心耳（left auricle）

⑨ 胸降主动脉（thoracic descending aorta）　⑩ 肺动脉（pulmonary artery）

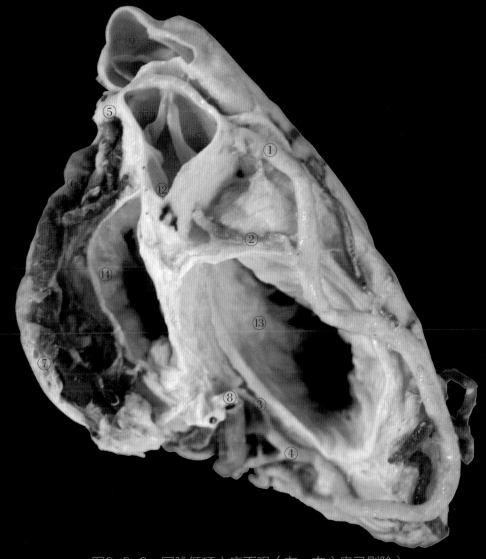

图3-3-6 冠脉循环心底面观（左、右心房已剔除）

① 右冠状动脉（right coronary artery） ② 窦房结支（sinu-atrial nodal branch）

③ 房室结支（atrioventricular nodal branch） ④ 后降支（posterior descending artery）

⑤ 左冠状动脉（left coronary artery） ⑥ 心大静脉（great cardiac vein）

⑦ 冠状窦（coronary sinus） ⑧ 冠状窦口（opening of coronary sinus）

⑨ 肺动脉瓣前半月瓣（anterior semilunar cusp of pulmonary valve）

⑩ 主动脉右窦（right aortic sinus） ⑪ 主动脉左窦（left aortic sinus）

⑫ 主动脉后窦（posterior aortic sinus） ⑬ 三尖瓣隔侧尖（septal cusp of tricuspid）

⑭ 二尖瓣后瓣（posterior cusp of mitral valve） ⑮ 心小静脉（small coronary vein）

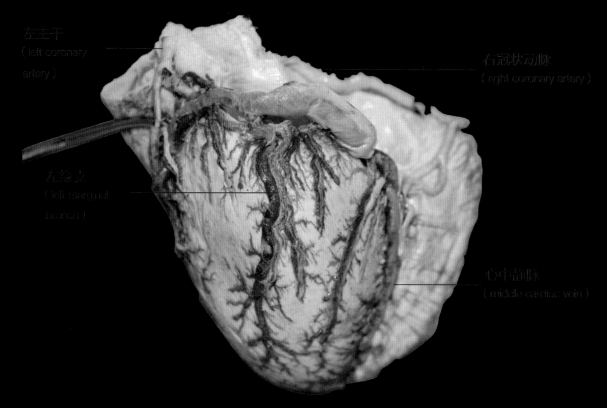

左主干
(left coronary artery)

右冠状动脉
(right coronary artery)

左缘支
(left marginal branch)

心中静脉
(middle cardiac vein)

图3-3-7 冠脉循环左侧面观

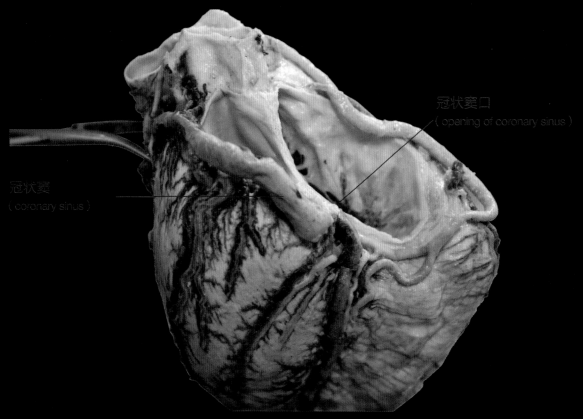

冠状窦口
(opening of coronary sinus)

冠状窦
(coronary sinus)

图3-3-8 冠脉循环膈面观（2）

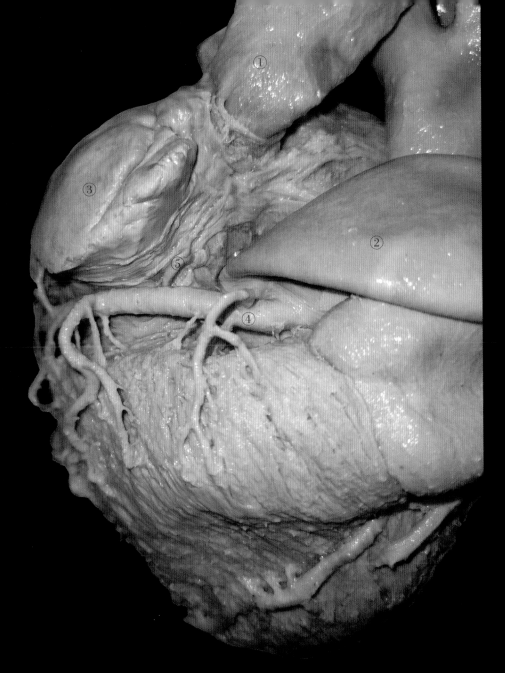

图3-3-9 起自右冠状动脉的窦房结支

① 上腔静脉（superior vena cava） ② 主动脉（aorta） ③ 右心耳（right auricle）

④ 右冠状动脉（right coronary artery） ⑤ 窦房结支（sinu-atrial nodal branch）

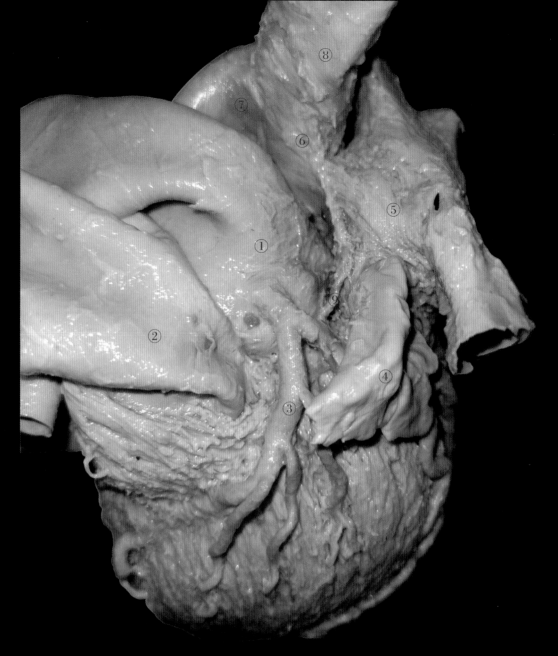

图3-3-10　起自左冠状动脉的窦房结支

① 主动脉（aorta）　　　　② 肺动脉干（pulmonary trunk）　　　③ 左冠状动脉（left coronary artery）

④ 左心耳（left auricle）　　⑤ 左心房（left atrium）　　　　　⑥ 右心房（right atrium）

⑦ 右心耳（right auricle）　　⑧ 上腔静脉（superior vena cava）　　⑨ 窦房结支（sinu-atrial nodal branch）

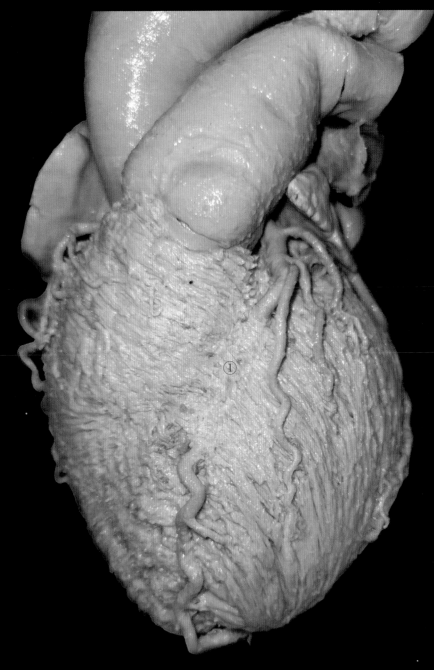

图3-3-11　心肌桥

① 心肌桥（myocardial bridging）

# 第四节　心腔

## 一、右心房

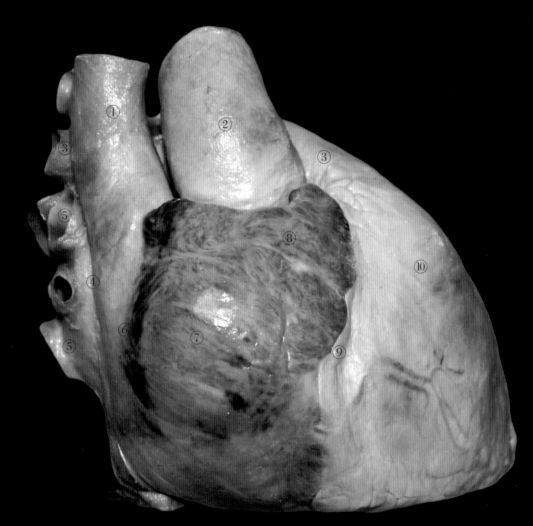

图3-4-1　右心房侧面观

① 上腔静脉（superior vena cava）　　　　② 升主动脉（ascending aorta）

③ 肺动脉（pulmonary artery）　　　　　④ 后房间沟（posterior interatrial groove）

⑤ 肺静脉（pulmonary vein）　　　　　　⑥ 界沟（sulcus terminalis cordis）

⑦ 右心房（right atrium）　　　　　　　⑧ 右心耳（right auricle）

⑨ 房室沟（atrioventricular groove）　　　⑩ 右心室（right ventricle）

⑪ 下腔静脉（inferior vena cava）

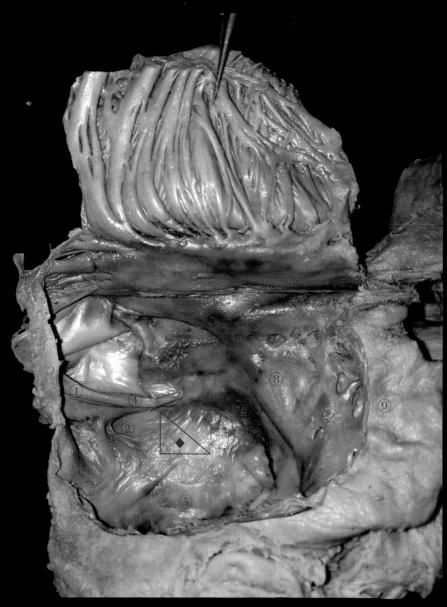

图3-4-2　右心房腔内观（1）

◆Koch三角

① 下腔静脉瓣（valve of inferior vena cava）　　② 冠状窦口（opening of coronary sinus）

③ 冠状窦瓣（valve of coronary sinus）　　④ Tadaro 腱

⑤ 三尖瓣隔侧尖（septal cusp of tricuspid）　　⑥ 卵圆窝（fossa ovalis）

⑦ 卵圆窝缘（limbus of fossa ovalis）　　⑧ 主动脉后隆突（aortic posterior process）

⑨ 右心耳（right auricle）

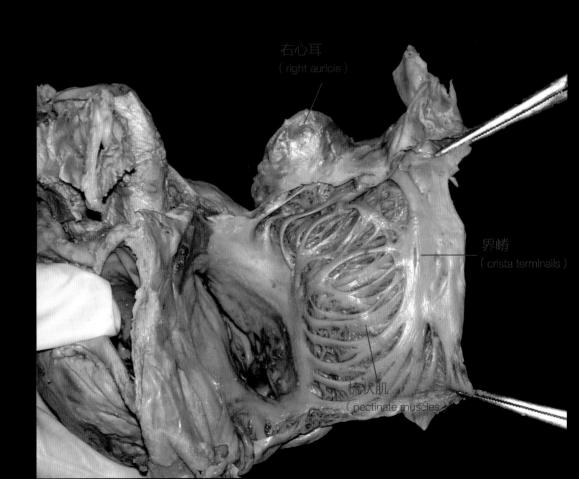

右心耳
（ right auricle ）

界嵴
（ crista terminalis ）

梳状肌
（ pectinate muscles ）

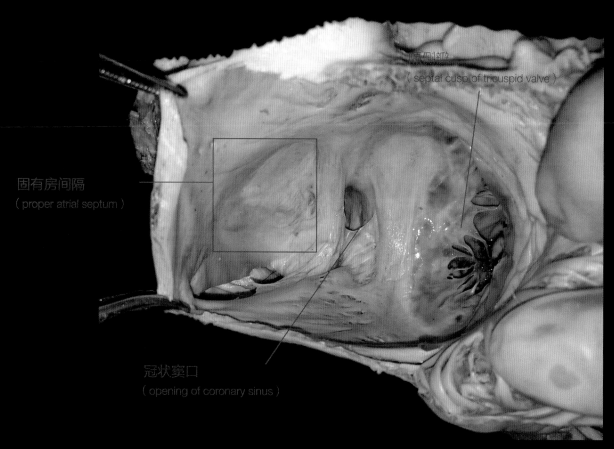

房间隔
（ septal cusp of tricuspid valve ）

固有房间隔
（ proper atrial septum ）

冠状窦口
（ opening of coronary sinus ）

图3-4-4　房间隔右心房面观

## 二、右心室

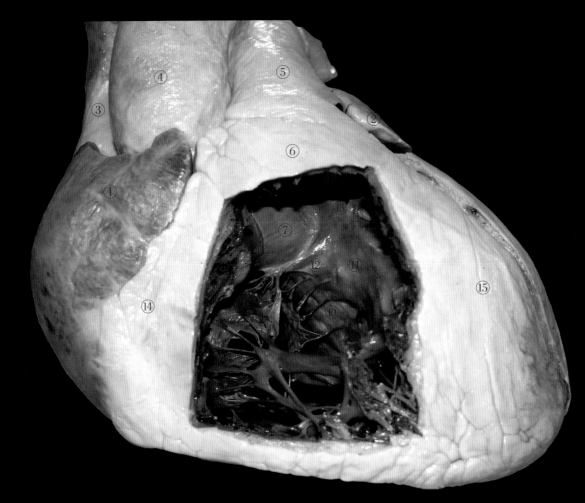

图3-4-5　右心室大体观

① 右心耳（right auricle）　　　　　　② 左心耳（left auricle）

③ 上腔静脉（superior vena cava）　　④ 升主动脉（ascending aorta）

⑤ 肺动脉干（pulmonary trunk）　　　⑥ 动脉圆锥（conus arteriosus）

⑦ 室上嵴（supraventricular crest）　　⑧ 隔缘肉柱（septomarginal trabecula）

⑨ 三尖瓣（tricuspid valve）　　　　　⑩ 室间隔（interventricular septum）

⑪ 隔带（septal belt）　　　　　　　　⑫ 隔带后脚（posterior septal belt）

⑬ 隔带前脚（anterior septal belt）　　⑭ 房室沟（atrioventricular groove）

⑮ 前室间沟（anterior interventricular sulcus）

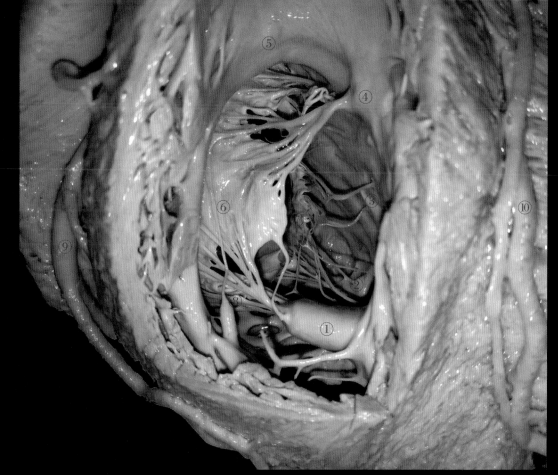

图3-4-6 三尖瓣右心室面观

① 右室前乳头肌（anterior papillary muscle of right ventricle） ② 右室后乳头肌（posterior papillary muscle of right ventricle）

③ 右室隔侧乳头肌（septal papillary muscle of right ventricle） ④ 右室圆锥乳头肌（conus papillary muscle of right ventricle）

⑤ 室上嵴（supraventricular crest） ⑥ 三尖瓣前尖（anterior cusp of tricuspid）

⑦ 三尖瓣隔侧尖（septal cusp of tricuspid） ⑧ 三尖瓣后尖（posterior cusp of tricuspid）

⑨ 右冠状动脉（right coronary artery） ⑩ 前降支（anterior descending branch）

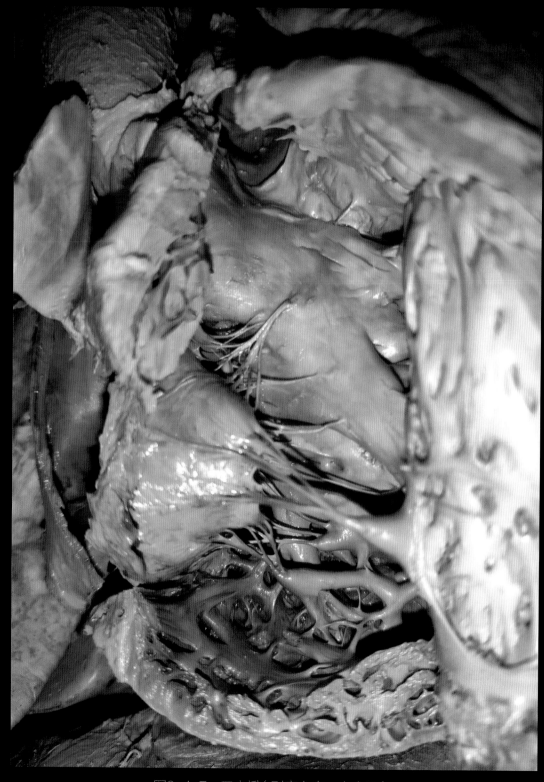

图3-4-7　三尖瓣（剥离心房、心室肌）

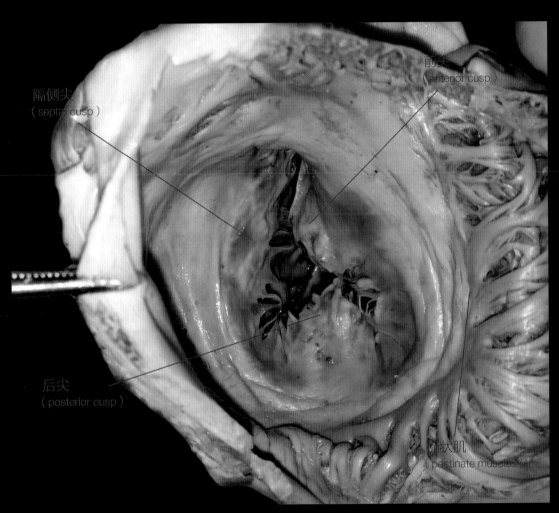

隔侧尖
（septal cusp）

前尖
（anterior cusp）

后尖
（posterior cusp）

梳状肌
（pestinate muscles）

图3-4-8　三尖瓣右心房面观

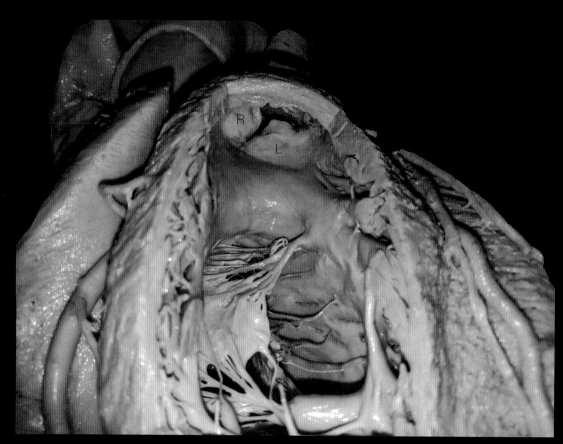

图3-4-9　右心室流出道

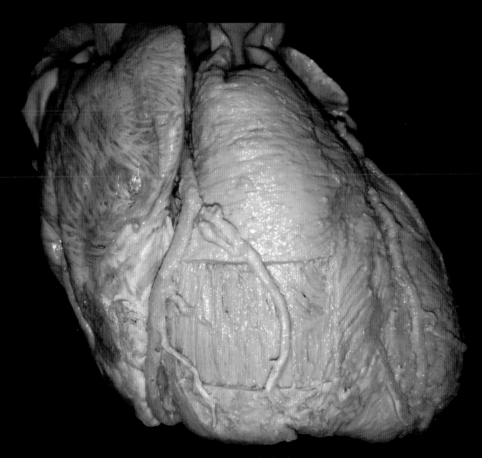

图3-4-10　右心室肌层

# 三、左心房

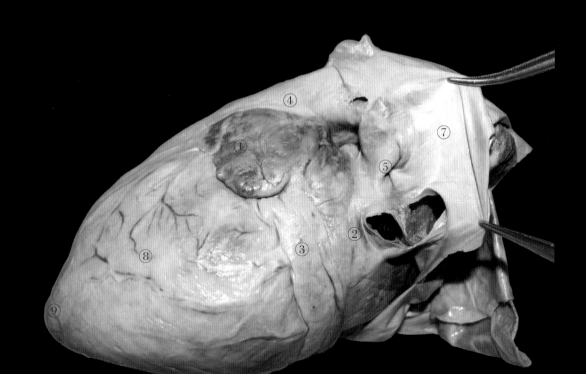

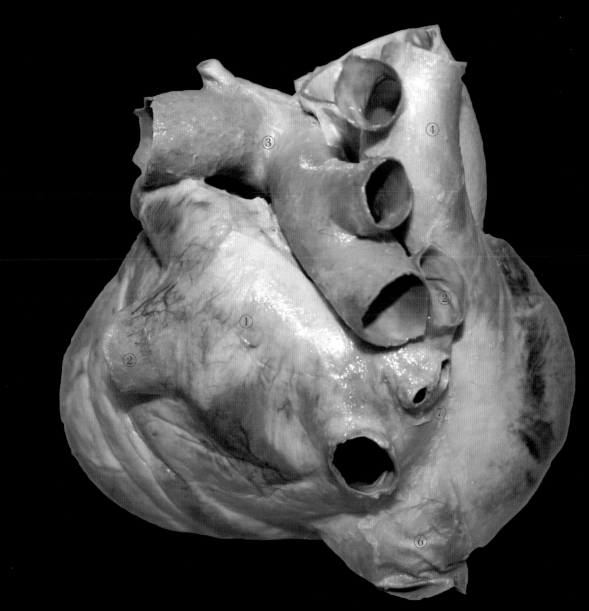

图3-4-12 左心房背面观

① 左心房（left atrium）

③ 肺动脉（pulmonary artery）

⑤ 奇静脉（azygos vein）

⑦ 后房间沟（posterior interatrial groove）

② 肺静脉（pulmonary vein）

④ 上腔静脉（superior vena cava）

⑥ 下腔静脉（inferior vena cava）

⑤ 左半月瓣（left semilunar cusp）

⑦ 后半月瓣（posterior semilunar cusp）

⑥ 右半月瓣（right semilunar cusp）

⑧ 膜部间隔（membranous septum）

# 四、左心室

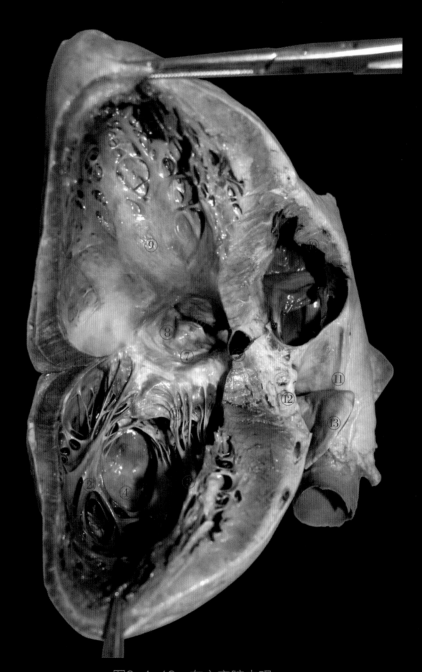

图3-4-13　左心室腔内观

① 二尖瓣前尖（anterior cusp of mitral valve）

② 左室后乳头肌（posterior papillary muscle of left ventricle）

③ 左室前乳头肌（anterior papillary muscle of left ventricle）

④ 左室后外侧壁（posterolateral wall of left ventricle）

⑤ 左半月瓣（left semilunar cusp）

⑥ 右半月瓣（right semilunar cusp）

⑦ 后半月瓣（posterior semilunar cusp）

⑧ 膜部间隔（membranous septum）

※说明：⑨～⑬图注见图3-4-14。

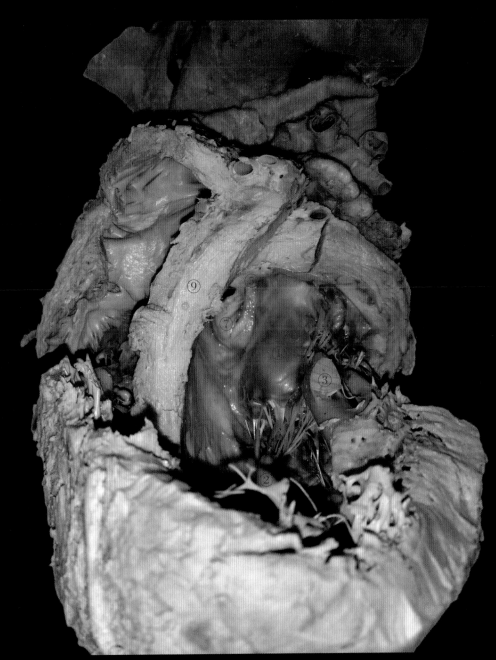

图3-4-14 室间隔肌部

⑨ 室间隔肌部（muscular part of interventricular septum） ⑩ 动脉圆锥（conus arteriosus）

⑪ 肺动脉干（pulmonary trunk） ⑫ 前降支（anterior descending branch）

⑬ 左心耳（left auricle）

※说明：①～⑧图注见图3-4-13。

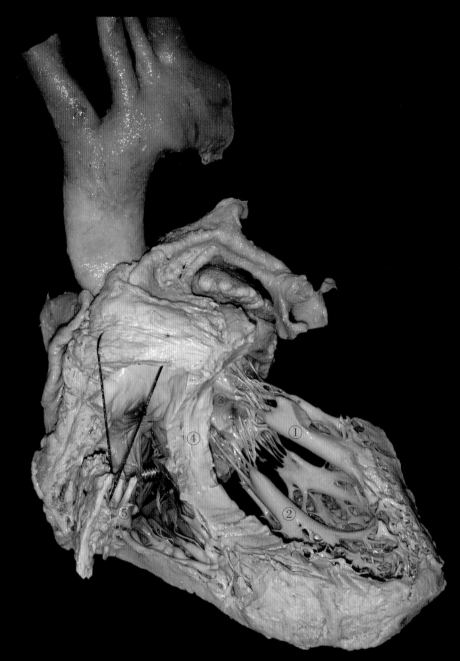

图3-4-15 双侧心室观

① 左室前乳头肌（anterior papillary muscle of left ventricle）

② 左室后乳头肌（posterior papillary muscle of left ventricle）

③ 二尖瓣前尖（anterior cusp of mitral valve）

④ 室间隔肌部（muscular part of interventricular septum）

⑤ 右室前乳头肌（anterior papillary muscle of right ventricle）

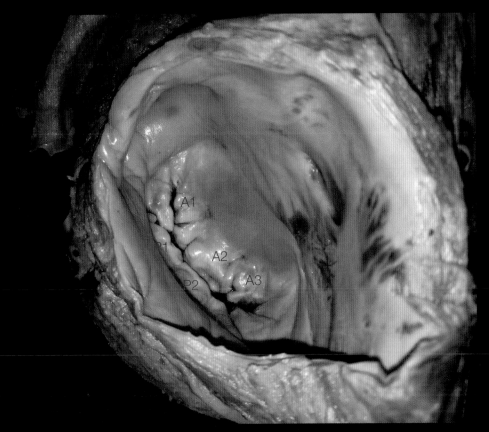

图3-4-16　二尖瓣瓣膜

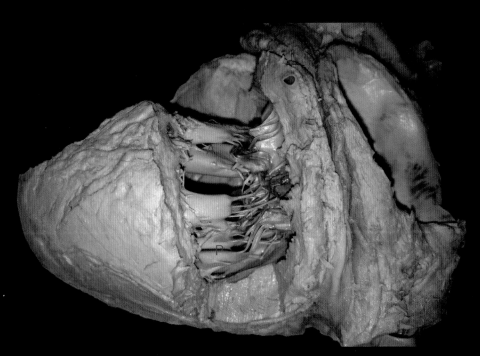

图3-4-17　左室乳头肌左侧面观

A　左室前乳头肌（anterior papillary muscle of left ventricle）

P　左室后乳头肌（posterior papillary muscle of left ventricle）

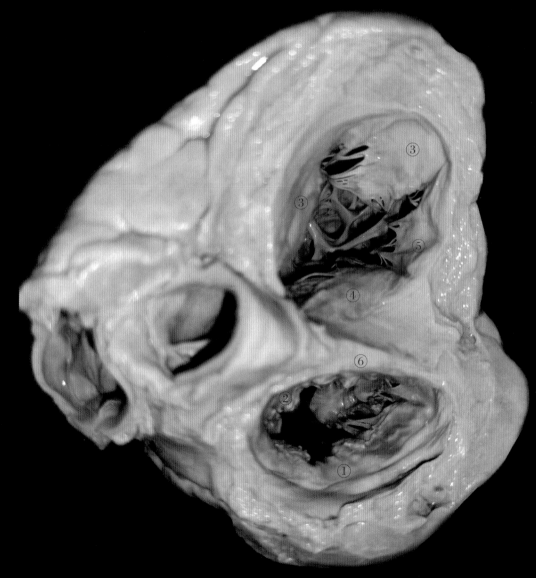

图3-4-18 房室瓣心房面观

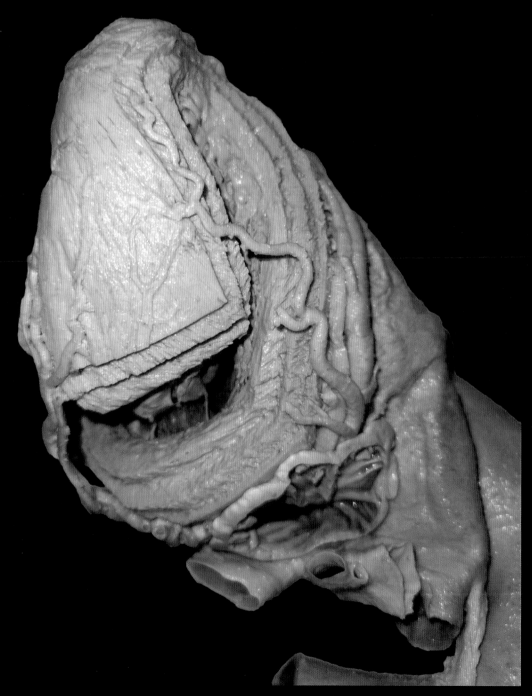

图3-4-19 左心室肌层（1）

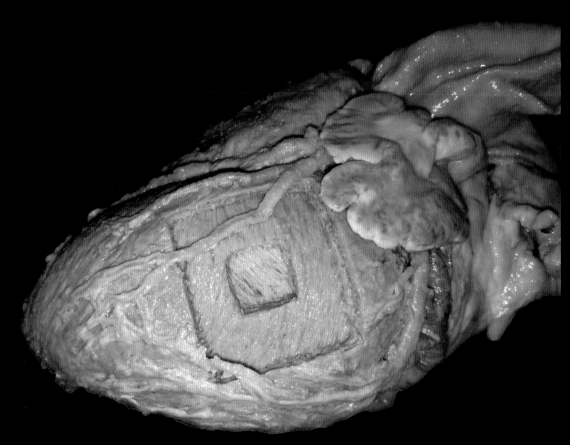

图3-4-20　左心室肌层（2）

① 二尖瓣前尖（anterior cusp of mitral valve）

② 二尖瓣后尖（posterior cusp of mitral valve）

③ 左室流出道（outflow tract of left ventricle）

⑤ 前降支（anterior descending branch）

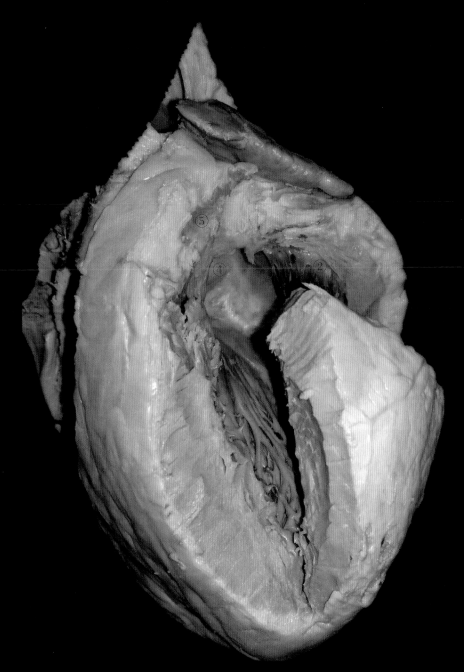

图3-4-21　左室流出道（1）

① 二尖瓣前尖（anterior cusp of mitral valve）　② 二尖瓣后尖（posterior cusp of mitral valve）

③ 左室流出道（outflow tract of left ventricle）　④ 后半月瓣（posterior semilunar cusp）

⑤ 前降支（anterior descending branch）

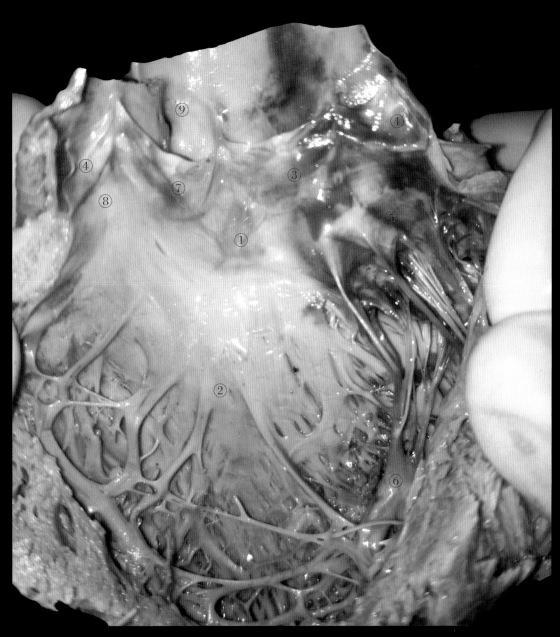

图3-4-22　左室流出道（2）

① 膜部间隔（membranous septum）　　　　② 左心室流出道（outflow tract of left ventricle）

③ 后半月瓣（posterior semilunar cusp）　　④ 左半月瓣（left semilunar cusp）

⑤ 二尖瓣前尖（anterior cusp of mitral valve）　⑥ 左室后乳头肌（posterior papillary muscle of left ventricle）

⑦ 右半月瓣（right semilunar cusp）　　　　⑧ 室间隔肌部（muscular part of interventricular septum）

⑨ 右冠窦口（opening of right coronary artery）

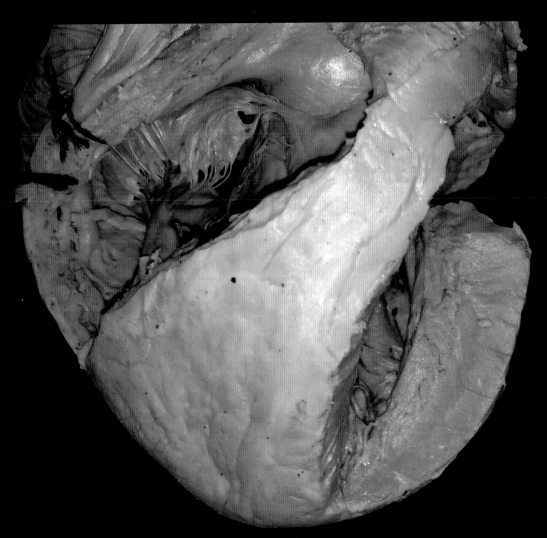

图3-4-23 左、右心室流出道

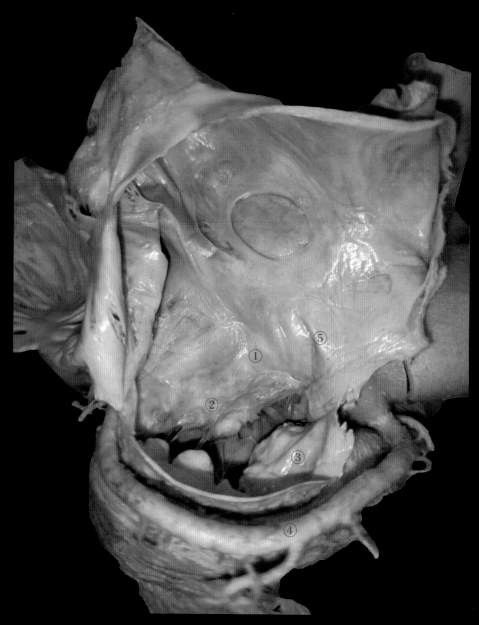

图3-4-24　房室隔膜部

① 房室间隔膜部（atrioventricular septal membrane）　② 隔侧尖（septal cusp）

③ 前尖（anterior cusp）　④ 右冠状动脉（right coronary artery）

⑤ 主动脉后隆突（aortic posterior process）

# 第五节　胸主动脉

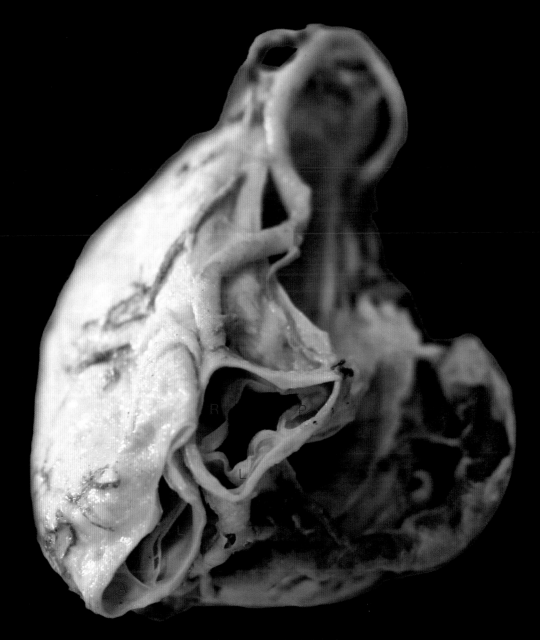

图3-5-1　主动脉根部

L 左半月瓣（left semilunar cusp）　　　　R 右半月瓣（right semilunar cusp）

A 前半月瓣（anterior semilunar cusp）　　P 后半月瓣（posterior semilunar cusp）

③ 二尖瓣前尖（anterior cusp of mitral valve）　④ 三尖瓣（tricuspid valve）

⑤ 右冠状动脉（right coronary artery）　　　　　L 左半月瓣（left semilunar cusp）

R 右半月瓣（right semilunar cusp）

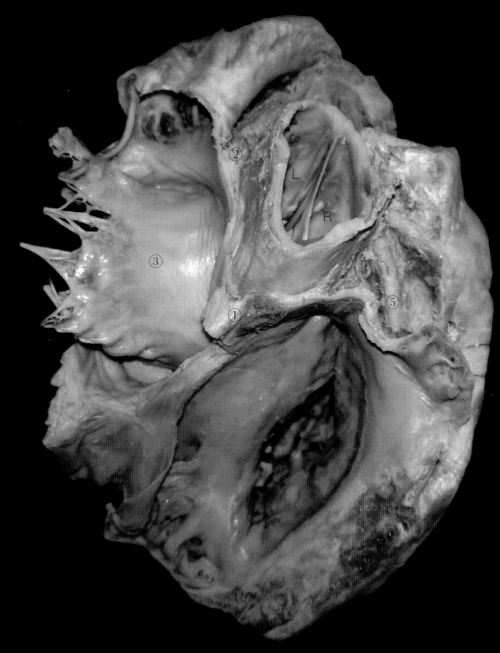

图3-5-2　主动脉下帘（左、右心房已被剔除）

① 右纤维三角（right fibrous trigone）　　　② 左纤维三角（left fibrous trigone）

③ 二尖瓣前尖（anterior cusp of mitral valve）　④ 三尖瓣（tricuspid valve）

⑤ 右冠状动脉（right coronary artery）　　　　L 左半月瓣（left semilunar cusp）

R 右半月瓣（right semilunar cusp）

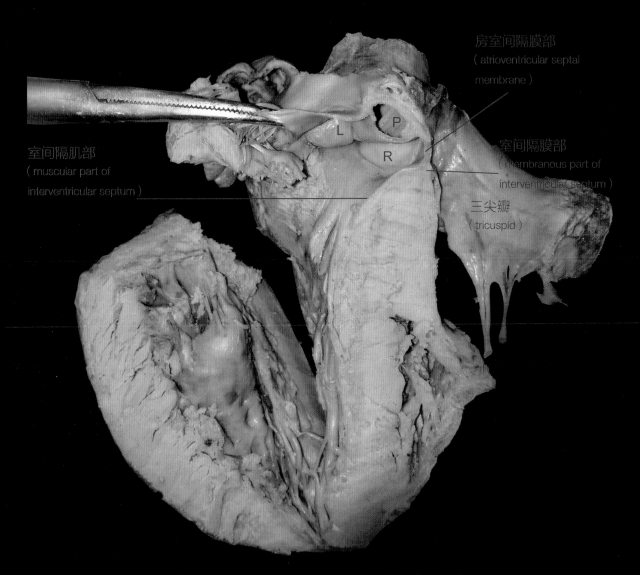

房室间隔膜部
（atrioventricular septal membrane）

室间隔膜部
（membranous part of interventricular septum）

三尖瓣
（tricuspid）

室间隔肌部
（muscular part of interventricular septum）

图3-5-3 主动脉左右窦后间隙、右后窦后间隙

L 左半月瓣（left semilunar cusp） R 右半月瓣（right semilunar cusp）
P 后半月瓣（posterior semilunar cusp）

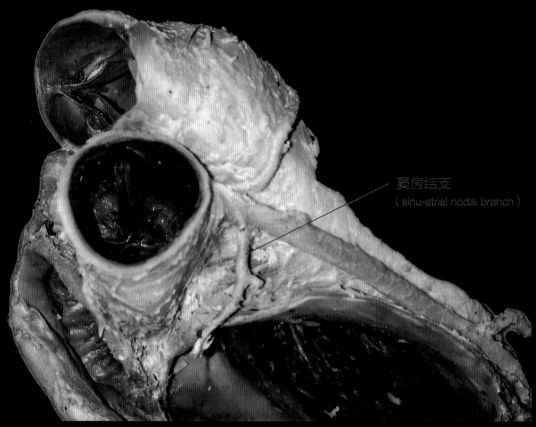

窦房结支
( sinu-atrial nodal branch )

图3-5-4　主动脉根部右冠窦

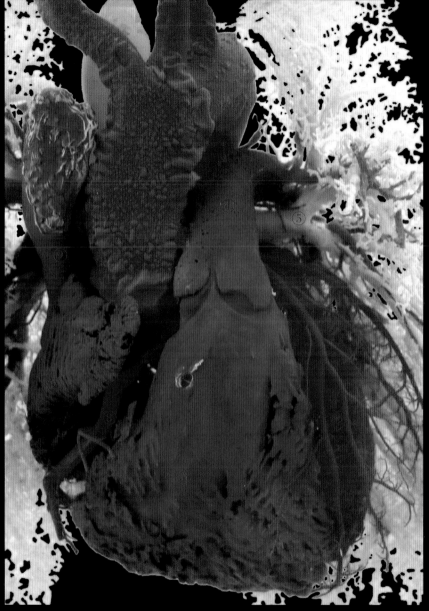

图3-5-5　升主动脉（灌注标本）

① 升主动脉（ascending aorta）　　　　　② 右心房（right atrium）

③ 右心室（right ventricle）　　　　　　④ 肺动脉干（pulmonary trunk）

⑤ 左上肺静脉（left superior pulmonary vein）　　⑥ 左心室（left ventricle）

⑦ 前降支（anterior descending branch）　　⑧ 右冠状动脉（right coronary artery）

⑨ 上腔静脉（superior vena cava）

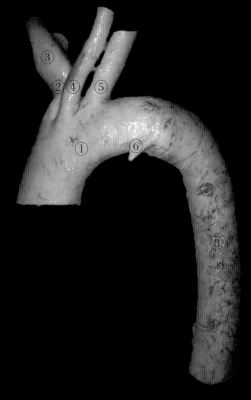

① 主动脉弓（arch of aorta）

② 左头臂静脉沟（groove for left brachiocephalic vein）

③ 头臂动脉（brachiocephalic trunk）

④ 左颈总动脉（left common carotid artery）

⑤ 左锁骨下动脉（left subclavian artery）

⑥ 动脉韧带（ligamentum arteriosum）

⑦ 左支气管动脉（left bronchial artery）

⑧ 胸降主动脉（thoracic descending aorta）

⑨ 食管动脉（esophageal artery）

图3-5-6　胸主动脉正面观

① 主动脉弓（arch of aorta）

② 左头臂静脉沟（groove for left brachiocephalic vein）

③ 头臂动脉（brachiocephalic trunk）

④ 右颈总动脉（right common carotid artery）

⑤ 右锁骨下动脉（right subclavian artery）

⑥ 左颈总动脉（left common carotid artery）

⑦ 左锁骨下动脉（left subclavian artery）

⑧ 动脉韧带（ligamentum arteriosum）

⑨ 肋间后动脉（posterior intercostal artery）

⑩ 胸降主动脉（thoracic descending aorta）

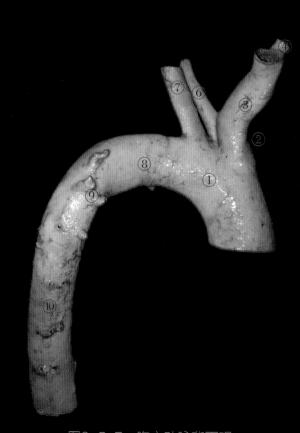

图3-5-7　胸主动脉背面观

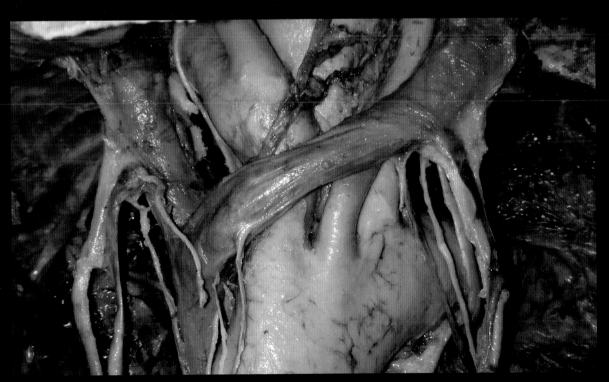

图3-5-8 主动脉弓前面观

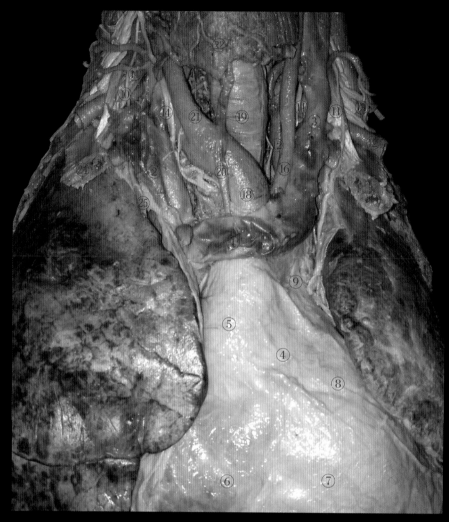

图3-5-9　主动脉弓正面观（去除锁骨）

① 左头臂静脉（left brachiocephalic vein）　② 右头臂静脉（right brachiocephalic vein）

③ 左颈内静脉（left internal carotid vein）　④ 心包（pericardium）　⑤ 升主动脉（ascending aorta）

⑥ 右心耳（right auricle）　⑦ 右心室（right ventricle）　⑧ 肺动脉干（pulmonary trunk）

⑨ 动脉韧带（ligamentum arteriosum）　⑩ 膈神经（phrenic nerve）　⑪ 前斜角肌（anterior scalene muscle）

⑫ 锁骨下动脉（subclavian artery）　⑬ 臂丛（brachial plexus）　⑭ 迷走神经（vagus nerve）

⑮ 胸导管（thoracic duct）　⑯ 颈总动脉（common carotid artery）

⑰ 椎动脉（vertebral artery）　⑱ 头臂动脉（brachiocephalic trunk）

⑲ 气管（trachea）　⑳ 甲状腺下静脉（inferior thyroid veins）

㉑ 右颈总动脉（right common carotid artery）　㉒ 甲状腺（thyroid gland）

㉓ 喉返神经（recurrent laryngeal nerve）　㉔ 第1肋（first rib）　㉕ 胸廓内动脉（internal thoracic artery）

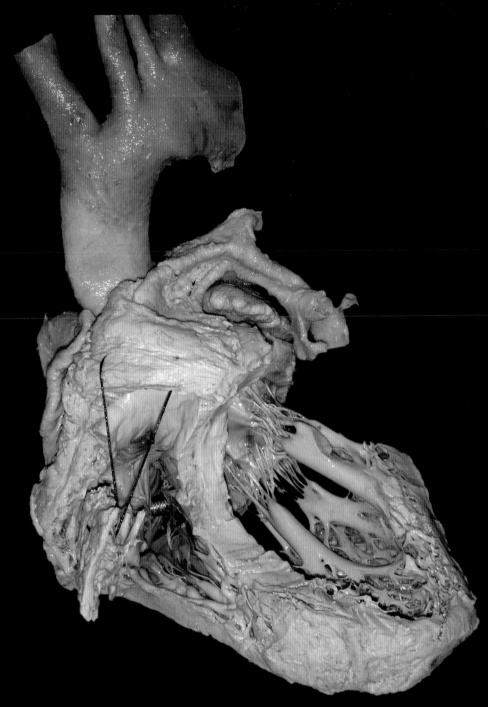

图3-5-10　主动脉弓（右颈总动脉与右锁骨下动脉由主动脉直接发出）

※说明：该例心脏标本肺动脉干及左、右肺动脉已萎缩。

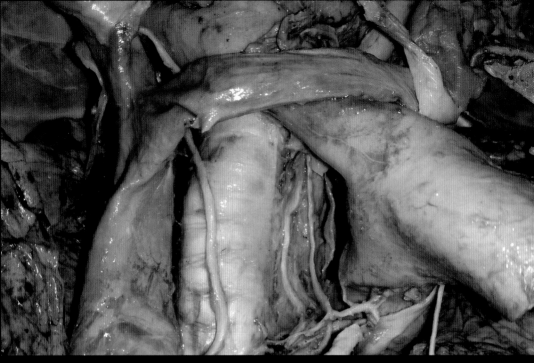

图3-5-11　主动脉弓内侧观（1）

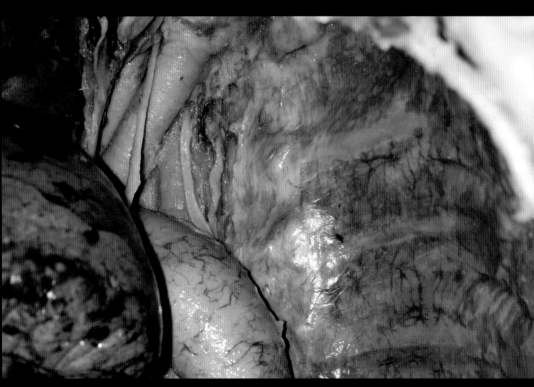

图3-5-12　主动脉弓内侧观（2）

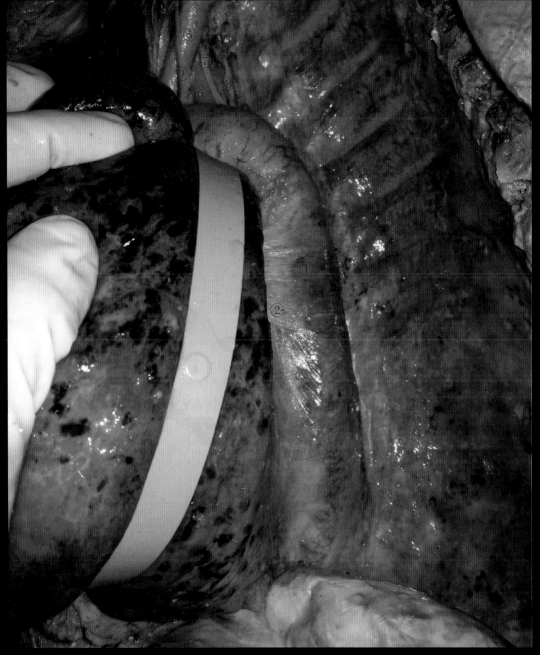

图3-5-13　胸降主动脉整体观

胸降主动脉（thoracic descending aorta）　　　② 纵隔胸膜（mediastinal part of parietal pleura）

左肺（left lung）　　　④ 左侧肋骨（left rib）

左锁骨下动脉（left subclavian artery）　　　⑥ 食管（esophagus）　　　⑦ 胸导管（thoracic duct）

交感神经胸心支（thoracic cardiac branch of sympathetic nerve）　　　⑨ 迷走神经（vagus nerve）

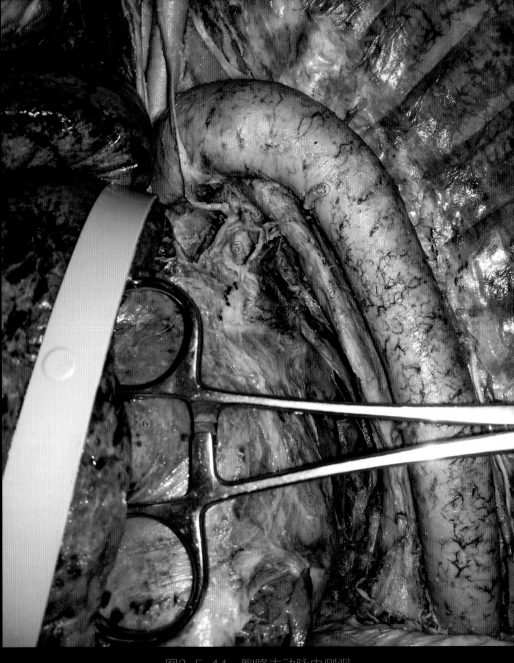

图3-5-14　胸降主动脉内侧观

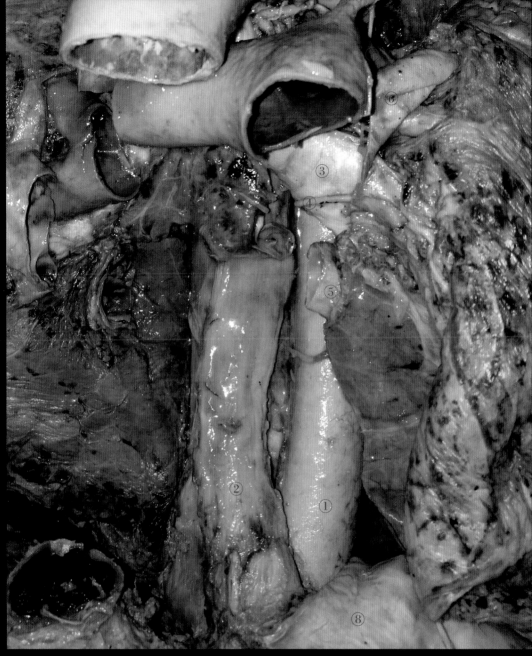

图3-5-15　胸降主动脉前面观（心脏已离断）

胸降主动脉（thoracic descending aorta）　　② 食管（esophagus）

左主支气管（left main bronchus）　　④ 左支气管动脉（left bronchial artery）

左下肺静脉（left inferior pulmonary vein）　　⑥ 左上肺静脉（left superior pulmonary vein）

左肺动脉（left pulmonary artery）　　⑧ 膈胸膜（diaphragmatic part of parietal pleura）

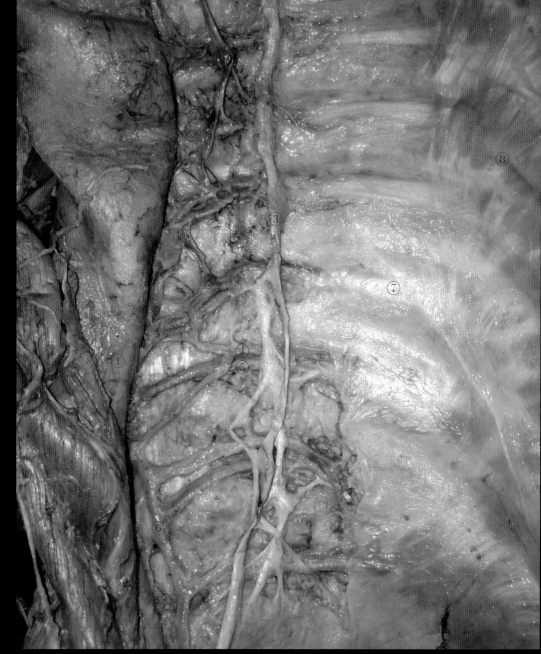

图3-5-16　胸降主动脉后面观

① 胸降主动脉（thoracic descending aorta）　　② 食管（esophagus）

③ 交感干（sympathetic trunk）　　④ 肋间后静脉（posterior intercostal vein）

⑤ 肋间后动脉（posterior intercostal artery）　　⑥ 半奇静脉（hemi-azygos vein）

⑦ 肋胸膜（costal part of parietal pleura）　　⑧ 肋间最内肌（innermost intercostal muscle）

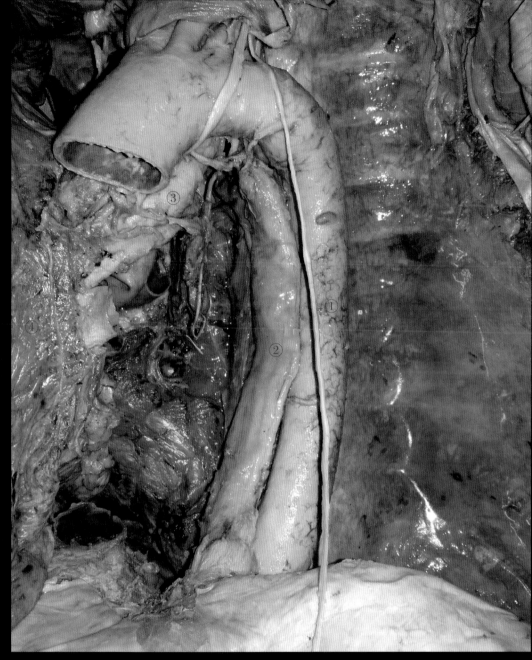

图3-5-17　胸降主动脉全程

胸降主动脉（thoracic descending aorta）　　　　　　② 食管（esophagus）

左主支气管（left main bronchus）　　　　　　　　④ 左肺（left lung）

说明：胸降主动脉前方左主支气管及左肺动静脉、心脏已被离断。

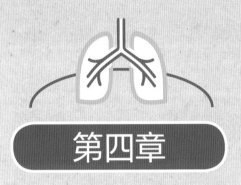

# 第四章

# 肺

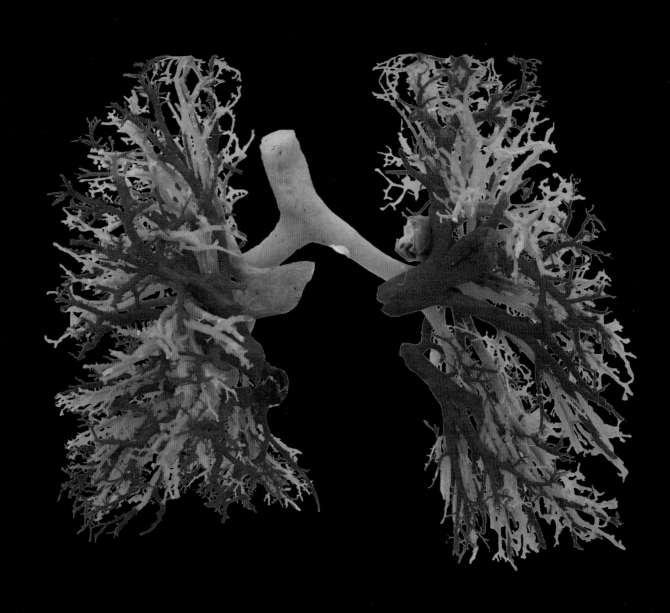

# 第一节 右肺

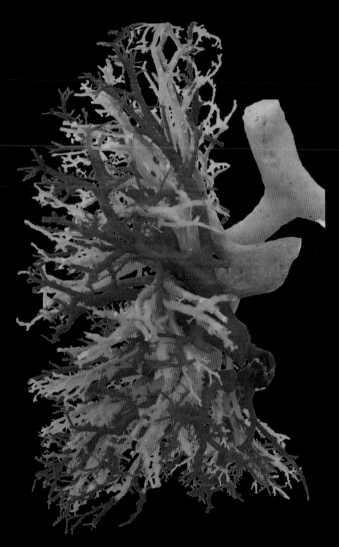

图4-1-1 右肺血管及支气管树（灌注标本）

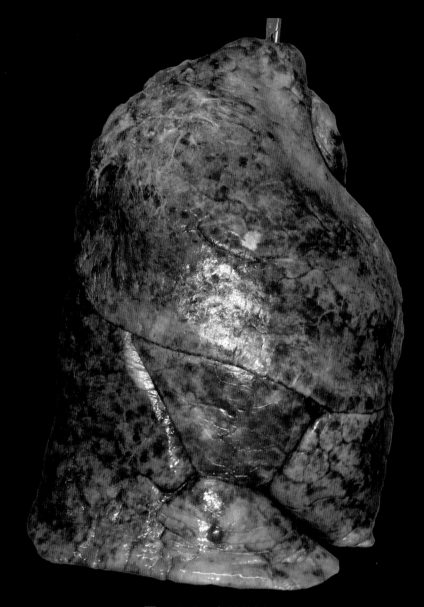

图4-1-2　右肺肋间面观

① 右肺上叶（superior lobe of right lung）　　② 右肺中叶（middle lobe of right lung）

③ 右肺下叶（inferior lobe of right lung）　　④ 右肺水平裂（horizontal fissure of right lung）

⑤ 右肺斜裂（oblique fissure of right lung）

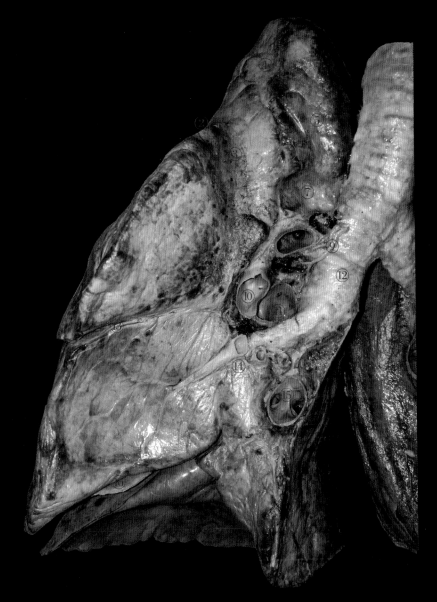

图4-1-3 右肺纵隔面观

① 锁骨下动脉沟（groove for subclavian artery）　　② 第1肋沟（groove for 1st rib）

③ 头臂静脉沟（groove for brachiocephalic vein）　　④ 气管区（area for trachea）

⑤ 食管区（area for esophagus）　　⑥ 上腔静脉沟（groove for superior vena cava）

⑦ 奇静脉沟（groove for azygos vein）　　⑧ 右肺上动脉（right superior pulmonary artery）

⑨ 右支气管动脉（right bronchial artery）　　⑩ 右上肺静脉（right superior pulmonary vein）

⑪ 右中下肺动脉（right middle and inferior pulmonary artery）　　⑫ 右主支气管（right main bronchus）

⑬ 右肺水平裂（horizontal fissure of right lung）　　⑭ 右中支气管（right intermediate bronchus）

⑮ 右下肺静脉（right inferior pulmonary vein）　　⑯ 斜裂（oblique fissure）

⑰ 肺韧带（pulmonary ligament）

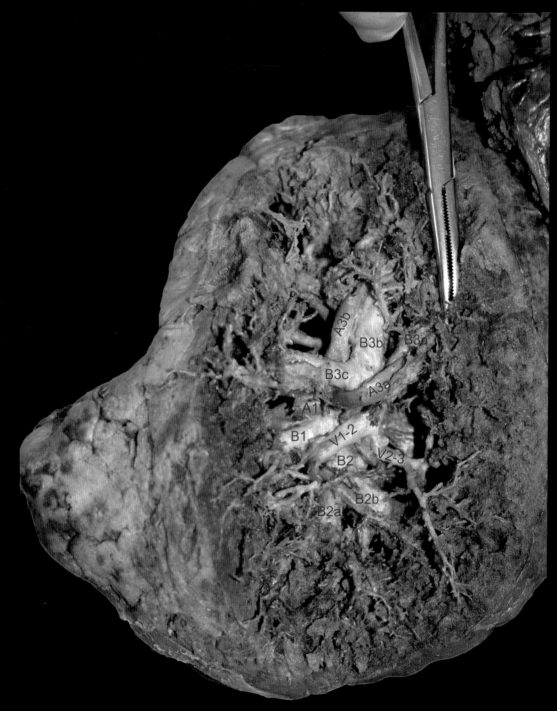

图4-1-4　右肺上叶肋间面观

A1　尖段动脉（apical segmental artery）　　　A3　前段动脉（anterior segmental artery）

B1　尖段（apical）　　　B2　后段（posterior）

B3　前段（anterior）　　　V1-2　段间静脉（intersegmental vein）

V2-3　段间静脉（intersegmental vein）

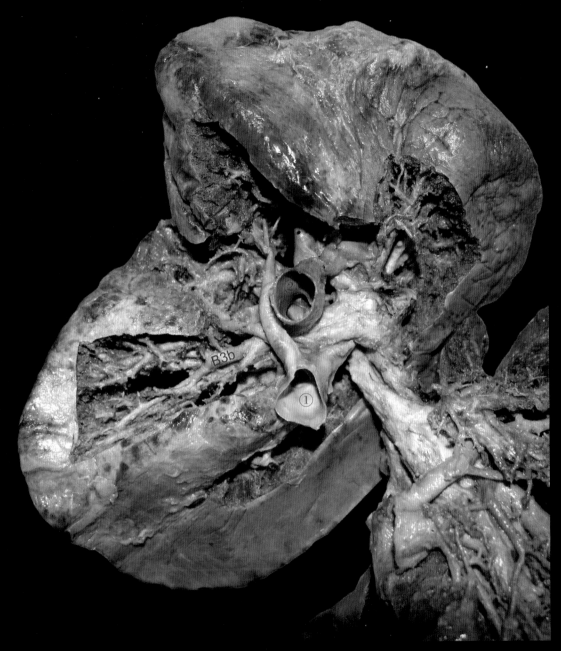

图4-1-5　右肺上叶叶间面观

① 右上肺静脉（right superior pulmonary vein）　② 右肺上动脉（right superior pulmonary artery）

B3　前段（anterior）

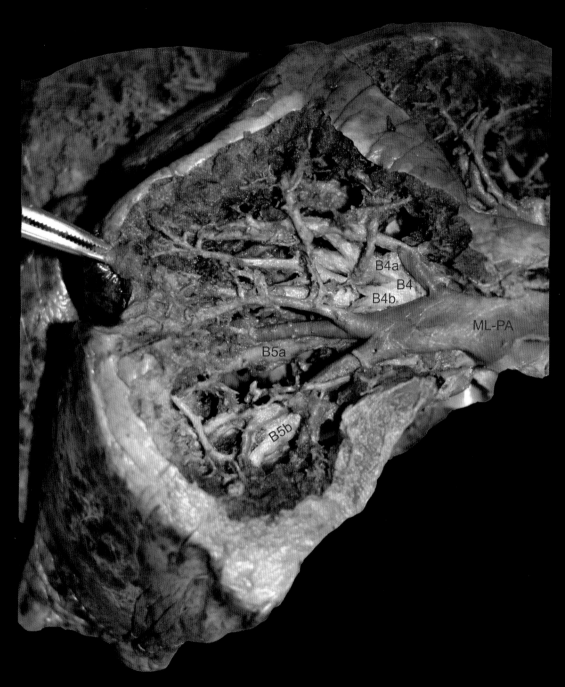

图4-1-6　右肺中叶叶间面观

B4　外侧段（lateral）　　　　B5　内侧段（medial）　　　　B6　下叶上段（superior, lower lobe）

ML-PA　中叶支气管动脉（right middle pulmonary artery）

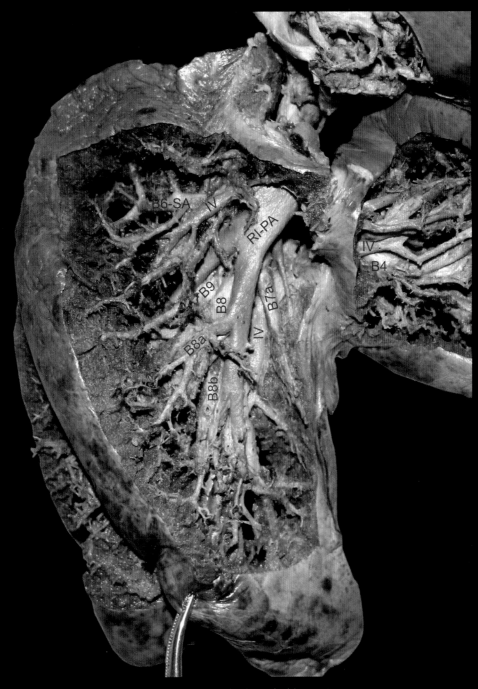

图4-1-7　右肺下叶叶间面观

RI-PA　右下肺动脉（right inferior pulmonary artery）　　IV　肺段间静脉（intersegmental vein）

B4　外侧段（lateral）　　B6-SA　上段动脉（superior basal segmental artery）

B7　内侧底段（medial basal）　　B8　前底段（anterior basal）

B9　外侧底段（lateral basal）

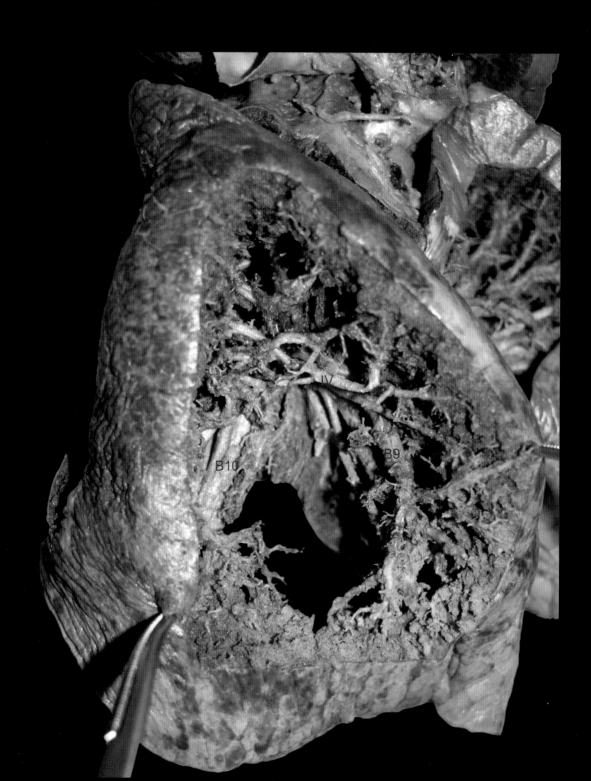

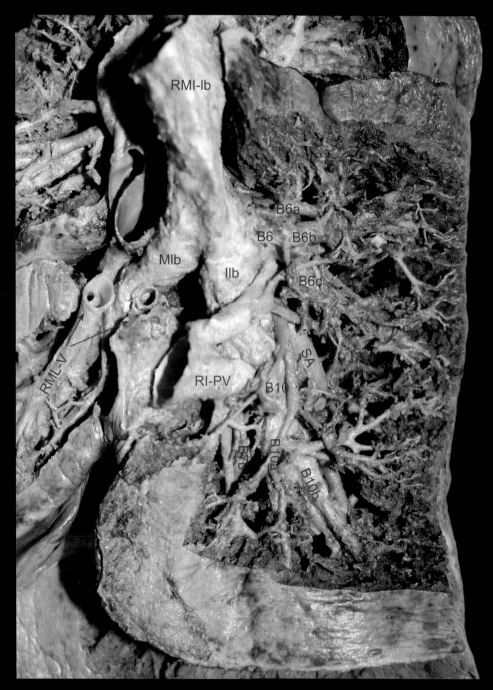

图4-1-9　右肺下叶后面观

Mlb  中叶支气管（middle lobar bronchus）

RMI-lb  右下叶支气管（right middle inferior lobar bronchus）

RI-PV  右下肺静脉（right inferior pulmonary vein）

B6  上段（superior basal）

Ilb  下叶支气管（inferior lobar bronchus）

RML-V  右肺中叶静脉（right middle lobar vein）

SA  段动脉（segmental artery）

B7  内侧底段（medial basal）

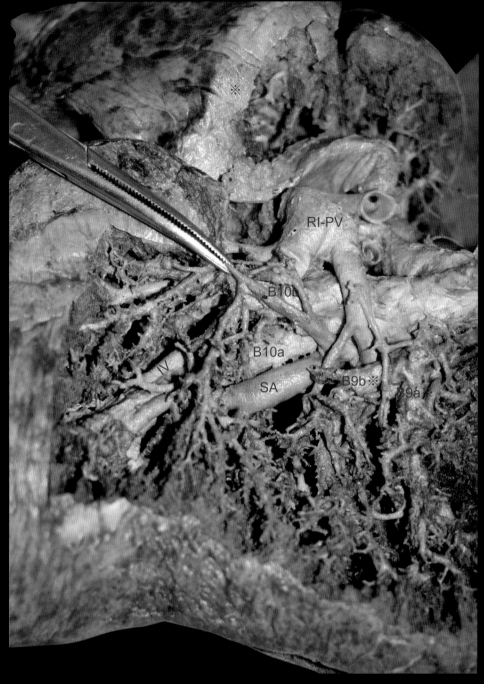

图4-1-10　右肺后底段、外侧段观

RI-PV　右下肺静脉（right inferior pulmonary vein）　　　　SA　段动脉（segmental artery）

B9　外侧底段（lateral basal）　　　B10　后底段（posterior basal）　　Ⅳ　肺段间静脉（intersegmental vein）

※说明：1. 图中所展现的右肺中叶解剖位置为拍摄时摆放所造成的，并非正常解剖学位置。

　　　　2. B9的解剖学位置并非与B10为上下毗邻，而是因摆放时下叶挤压所造成的假象。

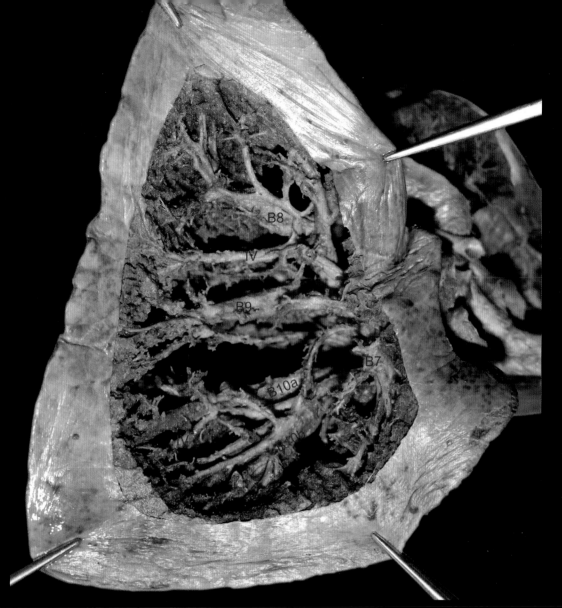

图4-1-11　右肺下叶底面观

B7　内侧底段（medial basal）　　　B8　上段（superior basal）　　　B9　外侧底段（lateral basal）

B10　后底段（posterior basal）　　　Ⅳ　肺段间静脉（intersegmental vein）

# 第二节　左肺

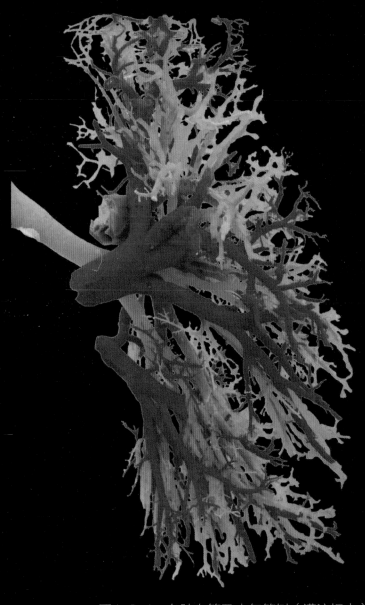

图4-2-1　左肺血管及支气管树（灌注标本）

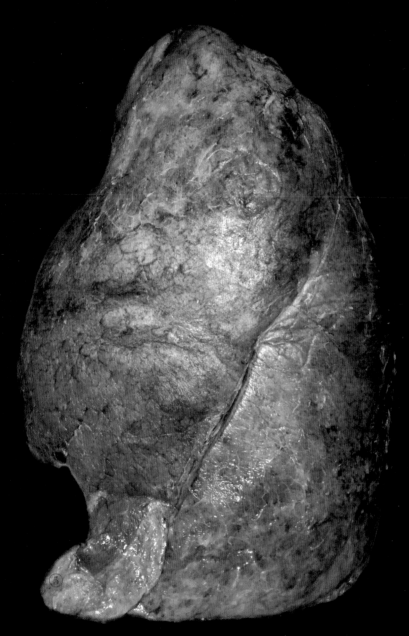

图4-2-2　左肺肋间面观

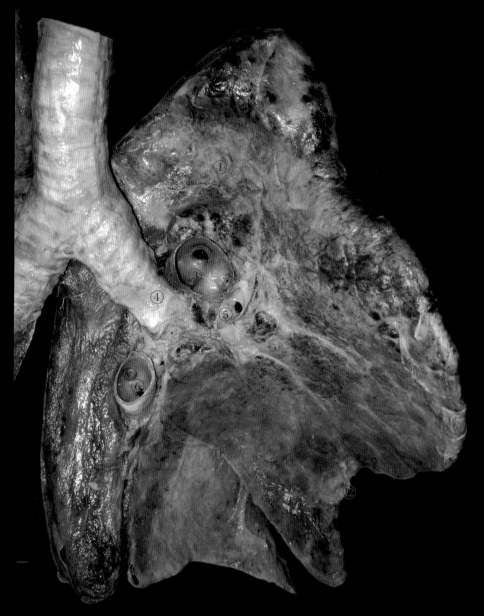

图4-2-3　左肺纵隔面观

① 主动脉弓沟（groove for arch of aorta）　　② 第1肋沟（groove for 1st rib）

③ 左肺动脉（left pulmonary artery）　　④ 左主支气管（left main bronchus）

⑤ 左上肺静脉（left superior pulmonary vein）　　⑥ 左下肺静脉（left inferior pulmonary vein）

⑦ 食管沟（groove for esophagus）　　⑧ 降主动脉沟（groove for descending aorta）

⑨ 心压迹（cardiac impression）　　⑩ 肺韧带（pulmonary ligament）

⑪ 斜裂（obliquo fissure）　　⑫ 心切迹（cardiac notch）

LPA 左肺动脉（left pulmonary artery）　　　LSPV 左上肺静脉（left superior pulmonary vein）

LIPV 左下肺静脉（left inferior pulmonary vein）

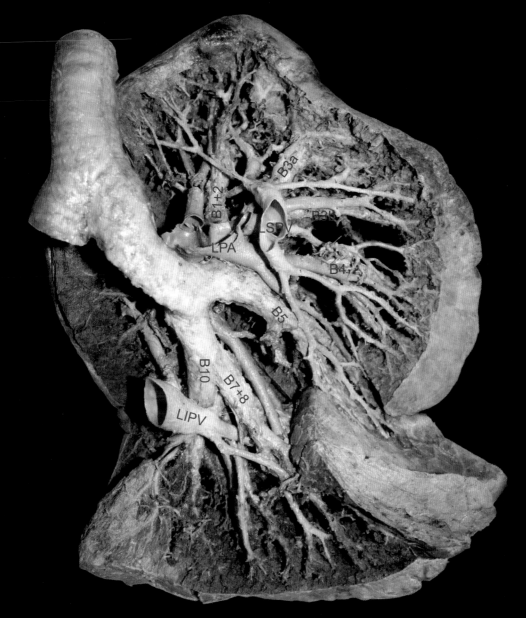

图4-2-4　左肺肺段纵隔面全观

B1+2 尖后段（apico-posterior）　　　　　　　B3 前段（anterior）

B4 上舌段（superior lingular）　　　　　　　B5 下舌段（inferior lingular）

B7+8 前内底段（anteromedial basal）　　　　B10 后底段（posterior basal）

LPA 左肺动脉（left pulmonary artery）　　　LSPV 左上肺静脉（left superior pulmonary vein）

LIPV 左下肺静脉（left inferior pulmonary vein）

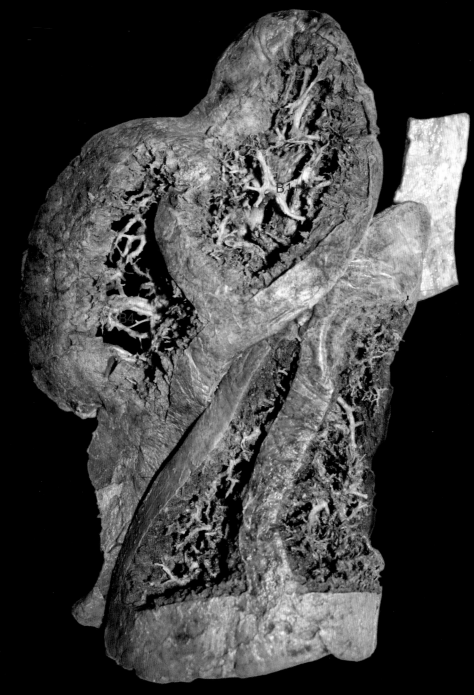

图4-2-5　左肺肺段肋间面观

B1+2 尖后段（apico-posterior）　　　　　　B4 上舌段（superior lingular）

B4　上舌段（superior lingular）

B5　下舌段（inferior lingular）

LSPV　左上肺静脉（left superior pulmonary vein）

B4+5　舌干支气管（lingular bronchus）

LPA　左肺动脉（left pulmonary artery）

135

第四章　肺

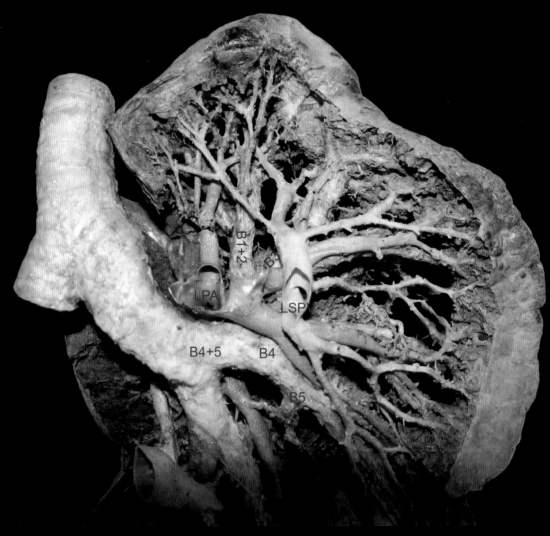

图4-2-6　左肺上叶纵隔面观

B1+2　尖后段（apico-posterior）

B4　上舌段（superior lingular）

B5　下舌段（inferior lingular）

LSPV　左上肺静脉（left superior pulmonary vein）

B3　前段（anterior）

B4+5　舌干支气管（lingular bronchus）

LPA　左肺动脉（left pulmonary artery）

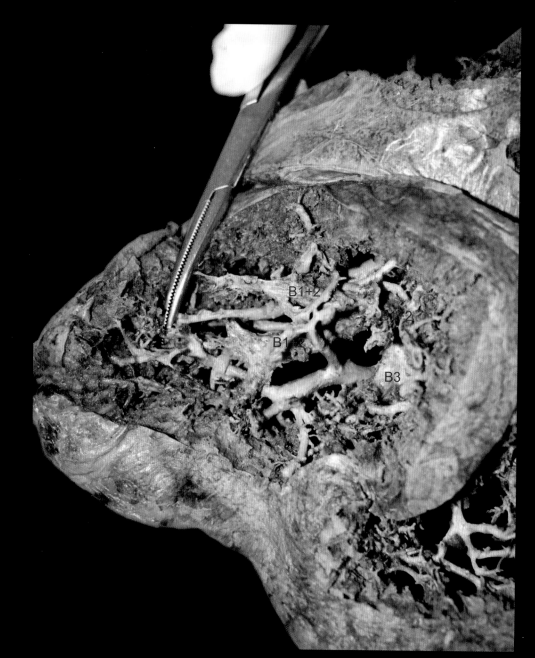

图4-2-7　左肺上叶肋间面观（1）

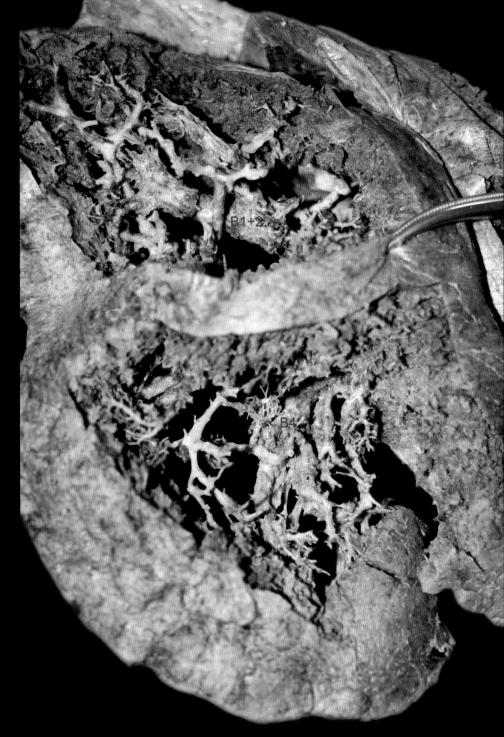

图4-2-8　左肺上叶肋间面观（2）

B1+2　尖后段（apico-posterior）　　　　　　B4　上舌段（superior lingular）

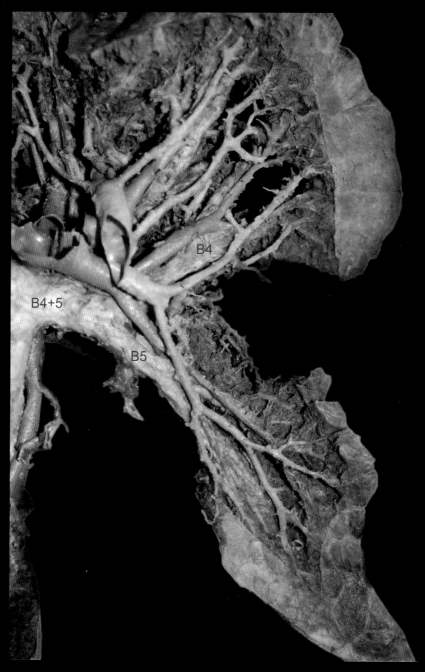

图4-2-9　左肺舌段

B4　上舌段（superior lingular）　　B4+5　舌干支气管（lingular bronchus）　　B5　下舌段（inferior lingular）

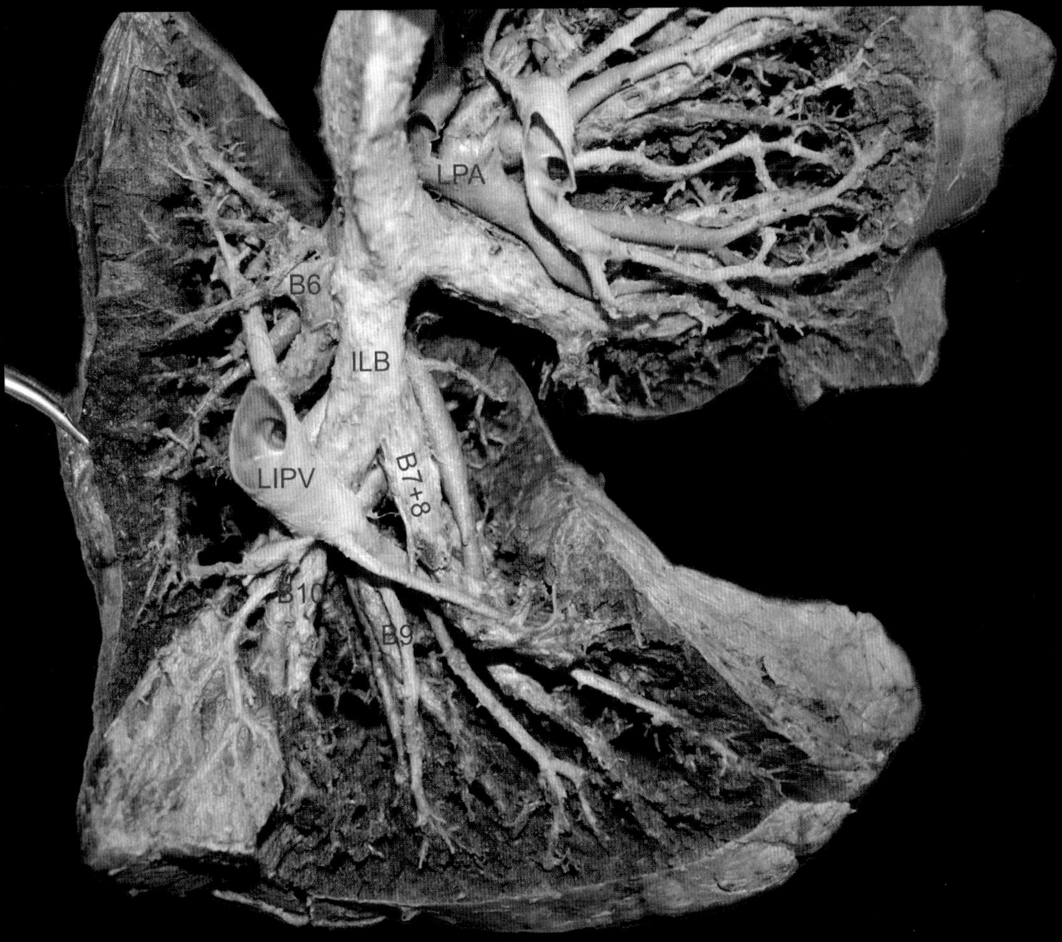

图4-2-10　左肺下叶纵隔面观

B6　上段（superior, lower lobe）

B9　外侧底段（lateral basal）

LPA　左肺动脉（left pulmonary artery）

ILB　下叶支气管（inferior lobar bronchus）

B7+8　前内底段（anteromedial basal）

B10　后底段（posterior basal）

LIPV　左下肺静脉（left inferior pulmonary vein）

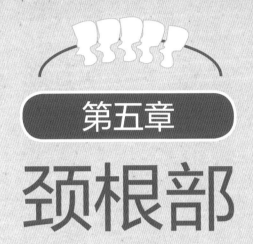

# 第五章

# 颈根部

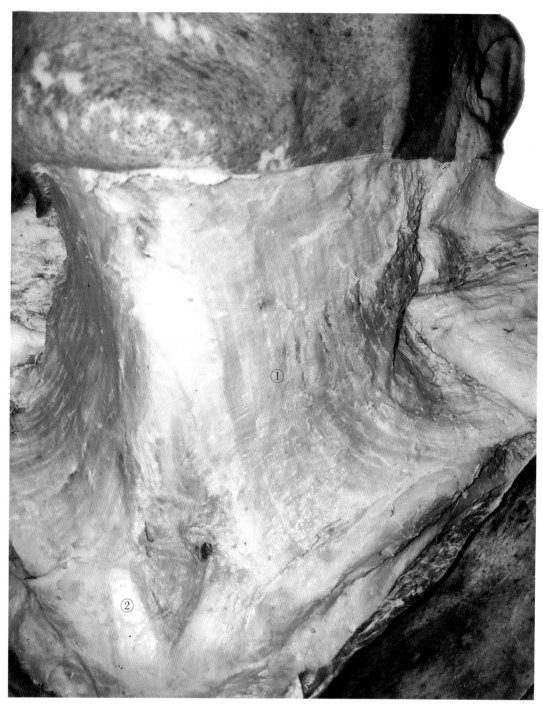

图5-1 颈阔肌

① 颈阔肌（platysma muscle）　　② 胸锁乳突肌（胸骨头）（sternal head of sternocleidomastoid muscle）

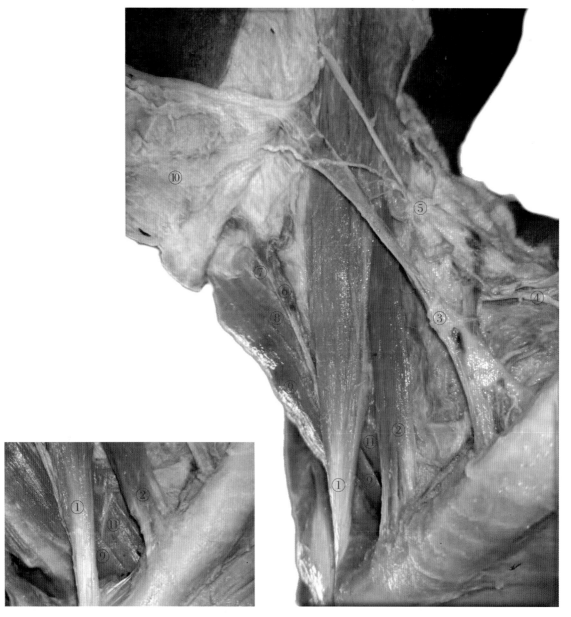

图5-2　胸锁乳突肌

① 胸锁乳突肌（胸骨头）（sternal head of sternocleidomastoid muscle）

② 胸锁乳突肌（锁骨头）（clavicular head of sternocleidomastoid muscle）

③ 颈外静脉（external jugular vein）　　④ 副神经（accessory nerve）

⑤ 颈丛（cervical plexus）　　⑥ 颈前静脉（anterior jugular vein）

⑦ 甲状舌骨肌（thyrohyoid muscle）　　⑧ 肩胛舌骨肌（omohyoid muscle）

⑨ 胸骨舌骨肌（sternohyoid muscle）　　⑩ 颈阔肌（platysma muscle）

⑪ 胸骨甲状肌（sternothyroid muscle）

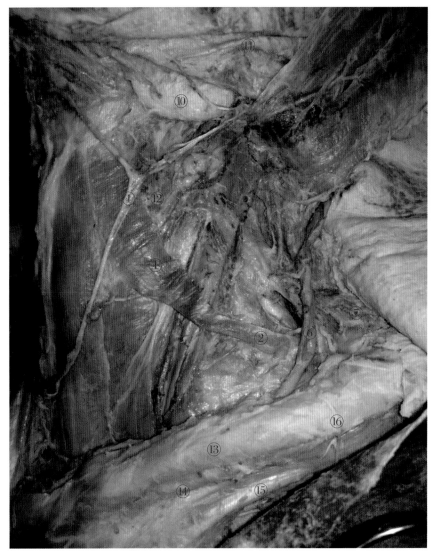

图5-3　肩胛舌骨肌

① 肩胛舌骨肌（上腹）[ omohyoid muscle ( superior belly ) ]

② 肩胛舌骨肌（下腹）[ omohyoid muscle ( inferior belly ) ]

③ 胸骨甲状肌（sternothyroid muscle ）　④ 颈前静脉（anterior jugular vein ）

⑤ 胸骨舌骨肌（sternohyoid muscle ）　⑥ 颈外静脉（external jugular vein ）

⑦ 斜方肌（trapezius muscle ）　⑧ 胸锁乳突肌（sternocleidomastoid muscle ）

⑨ 颈内静脉（internal jugular vein ）　⑩ 下颌下腺（submandibular gland ）

⑪ 颈阔肌（platysma muscle ）　⑫ 甲状舌骨肌（thyrohyoid muscle ）

⑬ 锁骨（clavicle ）　⑭ 胸大肌（切断）[ pectoralis major muscle ( cut ) ]

⑮ 锁骨下肌（subclavius muscle ）　⑯ 锁骨上神经（supraclavicular nerve ）

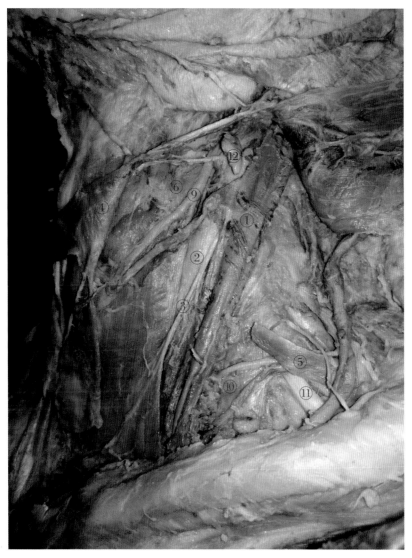

图5-4　颈内静脉

① 颈内静脉（internal jugular vein）　　　　　② 颈总动脉（common carotid artery）

③ 颈袢（ansa cervicalis）　　　　　　　　　④ 肩胛舌骨肌（上腹）[ omohyoid muscle（superior belly）]

⑤ 肩胛舌骨肌（下腹）[ omohyoid muscle（inferior belly）]

⑥ 甲状舌骨肌（thyrohyoid muscle）　　　　　⑦ 胸骨甲状肌（sternothyroid muscle）

⑧ 胸骨舌骨肌（sternohyoid muscle）　　　　　⑨ 甲状腺上动脉（superior thyroid artery）

⑩ 前斜角肌（anterior scalene muscle）　　　　⑪ 臂丛（brachial plexus）

⑫ 颈内静脉二腹肌淋巴结（jugulodigastric lymph node）

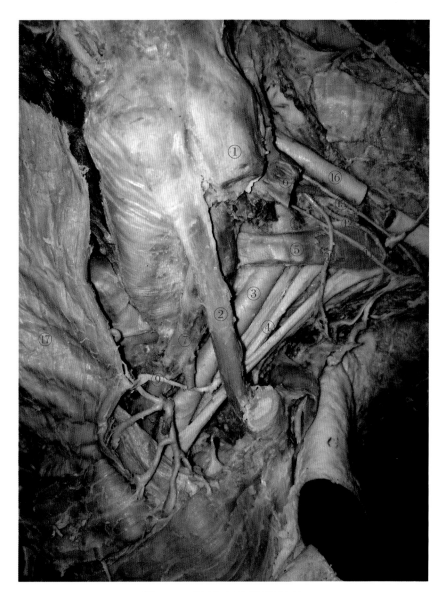

图5-5　锁骨下动脉及臂丛

① 锁骨（clavicle）　　② 锁骨下肌（subclavius muscle）　　③ 锁骨下动脉（subclavian artery）

④ 臂丛（brachial plexus）　⑤ 前斜角肌（anterior scalene muscle）　⑥ 颈内静脉（internal jugular vein）

⑦ 锁骨下静脉（subclavian vein）　　　　　　　　　　　⑧ 胸肩峰动脉（thoraco-acromial artery）

⑨ 胸外侧神经（lateral pectoral nerve）　　　　　　　　⑩ 肩胛背动脉（dorsal scapular artery）

⑪ 膈神经（phrenic nerve）　⑫ 颈横动脉（transverse cervical artery）　⑬ 迷走神经（vagus nerve）

⑭ 胸导管（thoracic duct）　⑮ 椎静脉（vertebral vein）　　⑯ 颈总动脉（common carotid artery）

⑰ 胸大肌（胸骨部）（sternum part of pectoralis major muscle）

⑱ 胸大肌（锁骨部）（clavicle part of pectoralis major muscle）　　⑲ 三角肌（deltoid muscle）

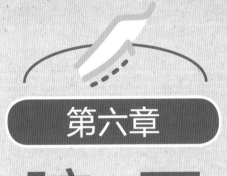

# 第六章

# 腋区

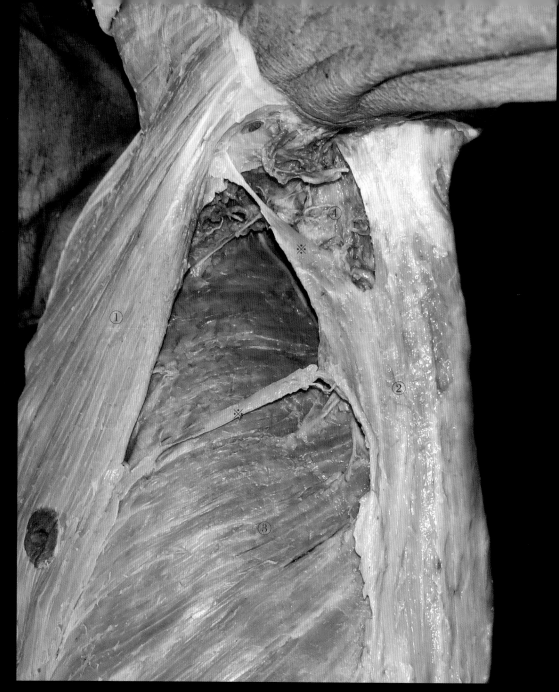

图6-1 腋窝整体观（左）（1）

① 胸大肌（pectoralis major muscle）　　② 背阔肌（latissimus dorsi muscle）

③ 前锯肌（serratus anterior muscle）　　④ 肩胛下肌（subscapularis muscle）

※说明：胸大肌合并背阔肌额外肌束变异。

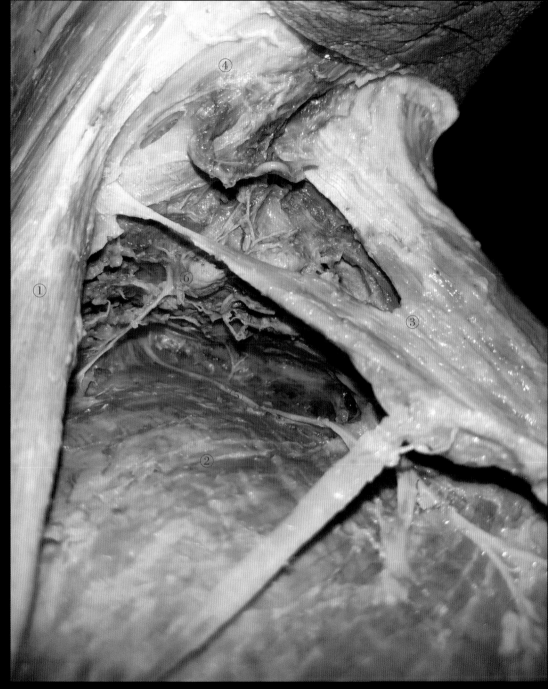

图6-2　腋窝整体观（左）（2）

① 胸大肌（pectoralis major muscle）　　　② 前锯肌（serratus anterior muscle）

③ 背阔肌（latissimus dorsi muscle）　　　④ 肱二头肌（biceps brachii muscle）

⑤ 胸长神经（long thoracic nerve）　　　⑥ 肩胛下淋巴结（subscapular nodes）

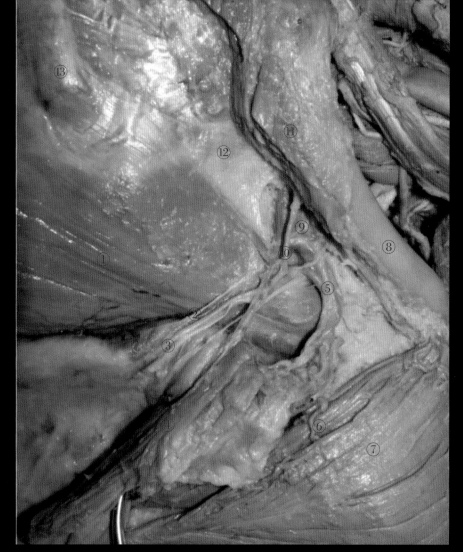

图6-3 腋窝前壁（胸大肌已切断）

胸小肌（pectoralis minor muscle）　　　　　　　　　　　　② 胸外侧神经（lateral pectoral nerve）

胸肩峰血管（胸肌支）[ thoraco-acromial artery（pectoral branch）]

胸大肌（切断）[ pectoralis major muscle（cut）]　　　　　　⑤ 头静脉（cephalic vein）

胸肩峰动脉（三角肌支）[ thoraco-acromial artery（deltoid branch）]

三角肌（deltoid muscle）　　　　　　　　　　　　　　　　⑧ 锁骨（clavicle）

腋静脉（axillary vein）

胸肩峰动脉（锁骨支）[ thoraco-acromial artery（clavicular branch）]

胸大肌切缘（incisal margin of pectoralis major muscle）

锁胸筋膜（clavipectoral fascia）　　　　　　　　　　　　⑬ 胸骨角（sternum angle）

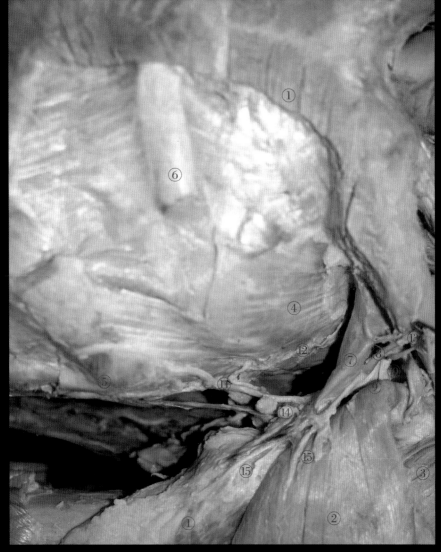

图6-4 腋窝正面观（1）

① 胸大肌（pectoralis major muscle）

② 胸小肌（pectoralis minor muscle）

③ 三角肌（deltoid muscle）

④ 肋间外肌（external intercostal muscle）

⑤ 前锯肌（serratus anterior muscle）

⑥ 第2肋（2nd rib）

⑦ 腋静脉（axillary vein）

⑧ 胸肩峰血管（thoraco-acromial artery）

⑨ 腋动脉（axillary artery）

⑩ 臂丛外侧束（lateral cord brachial plexus）

⑪ 胸外侧动脉（lateral thoracic artery）

⑫ 胸长神经（long thoracic nerve）

⑬ 胸外侧神经和胸肩峰动脉胸肌支（切断）[ lateral pectoral nerve and pectoral branch of thoraco-acromial artery（cut

⑭ 中央淋巴结（central axillary nodes）

⑮ 胸内侧神经（medial pectoral nerve）

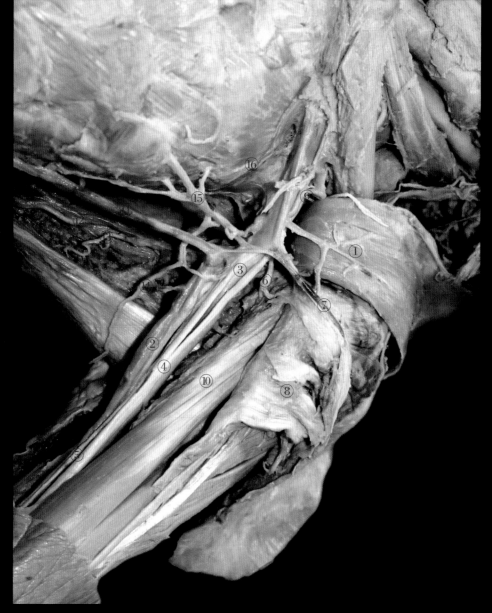

图6-5 腋窝正面观（2）

① 胸小肌（pectoralis minor muscle）        ② 腋静脉（axillary vein）

③ 腋动脉（axillary artery）        ④ 正中神经（median nerve）

⑤ 前臂内侧皮神经（medial antebrachial cutaneous nerve）    ⑥ 肌皮神经（musculocutaneous nerve）

⑦ 胸内侧神经（medial pectoral nerve）        ⑧ 胸大肌（pectoralis major muscle）

⑨ 胸肩峰血管（thoraco-acromial artery）        ⑩ 肱二头肌长头（long head of biceps brachii muscle）

⑪ 胸外侧动脉（lateral thoracic artery）        ⑫ 胸背动脉（thoracodorsal artery）

⑬ 胸背神经（thoracodorsal nerve）        ⑭ 肋间臂神经（切断）[intercostobrachial nerve（cut）]

⑮ 胸外侧动脉（lateral thoracic artery）        ⑯ 胸长神经（long thoracic nerve）

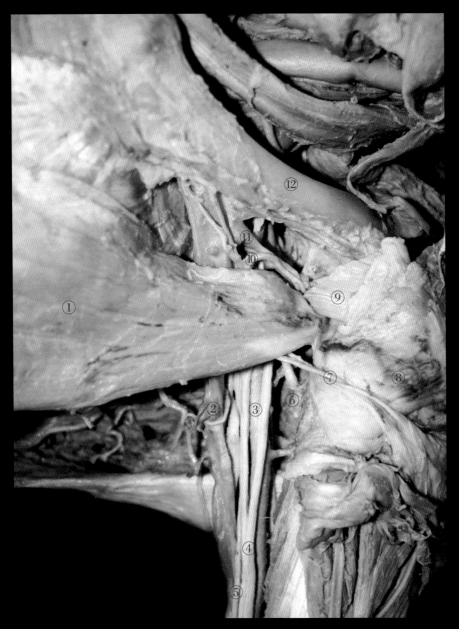

图6-6　腋窝正面观（3）

① 胸小肌（pectoralis minor muscle）

② 腋静脉（axillary vein）

③ 腋动脉（axillary artery）

④ 正中神经（median nerve）

⑤ 前臂内侧皮神经（medial antebrachial cutaneous nerve）

⑥ 肌皮神经（musculocutaneous nerve）

⑦ 胸内侧神经（medial pectoral nerve）

⑧ 胸大肌（pectoralis major muscle）

⑨ 三角肌（deltoid muscle）

⑩ 胸肩峰动脉（thoraco-acromial artery）

⑪ 头静脉（cephalic vein）

⑫ 锁骨（clavicle）

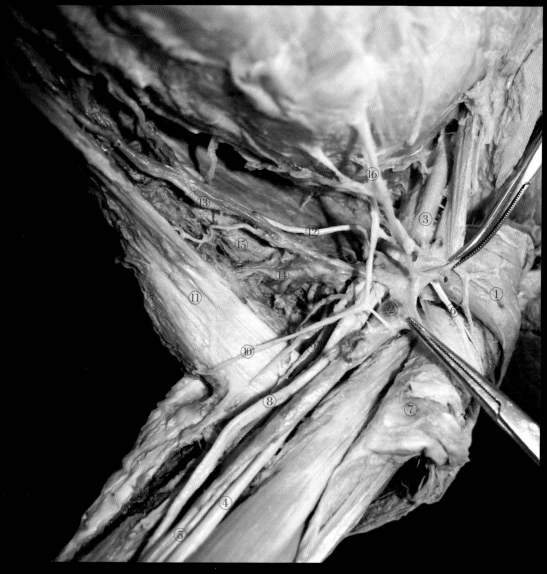

图6-7　肩胛胸区

① 胸小肌（pectoralis minor muscle）　② 腋静脉（axillary vein）

③ 腋动脉（axillary artery）　④ 正中神经（median nerve）

⑤ 前臂内侧皮神经（medial antebrachial cutaneous nerve）　⑥ 胸内侧神经（medial pectoral nerve）

⑦ 胸大肌（pectoralis major muscle）　⑧ 尺神经（ulnar nerve）

⑨ 桡神经（radial nerve）　⑩ 肋间臂神经（切断）[ intercostobrachial nerve（cut）]

⑪ 背阔肌（latissimus dorsi muscle）　⑫ 胸背神经（thoracodorsal nerve）

⑬ 胸背动脉（thoracodorsal artery）　⑭ 旋肩胛动脉（circumflex scapular artery）

⑮ 肩胛下肌（subscapularis muscle）　⑯ 胸外侧动脉（lateral thoracic artery）

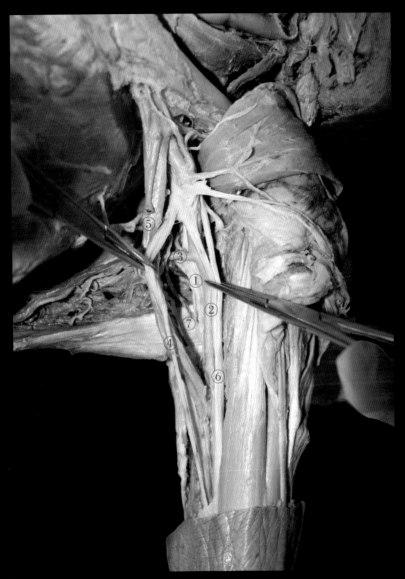

图6-8 桡神经

① 桡神经（radial nerve）　　　　　　② 腋动脉（axillary artery）

③ 肩胛下动脉（subscapular artery）　④ 前臂内侧皮神经（medial antebrachial cutaneous nerve）

⑤ 腋静脉（axillary vein）　　　　　　⑥ 正中神经（median nerve）

⑦ 背阔肌（latissimus dorsi muscle）

# 第七章

# 膈

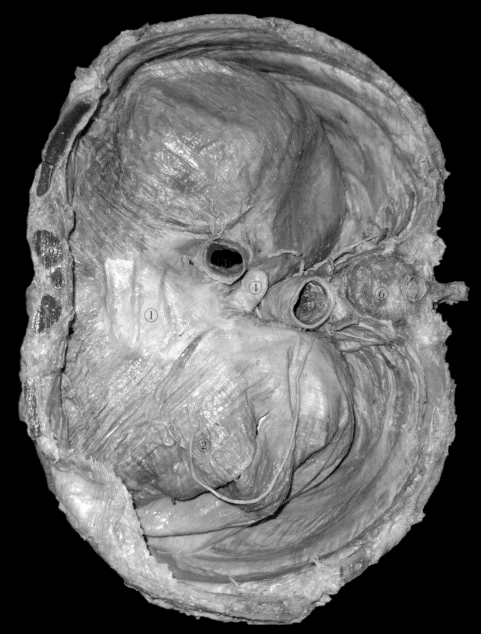

图7-1　膈胸腔面观

① 膈肌中心腱（central tendon of diaphragm）　② 膈神经（phrenic nerve）

③ 下腔静脉（inferior vena cava）　④ 食管（esophagus）

⑤ 胸降主动脉（thoracic descending aorta）　⑥ 第8、9胸椎椎间盘（T8-T9 intervertebral disc）

⑦ 交感干（sympathetic trunk）　⑧ 剑突（xiphoid process）

⑨ 肋弓（arch of rib）　⑩ 肋软骨（costal cartilages）

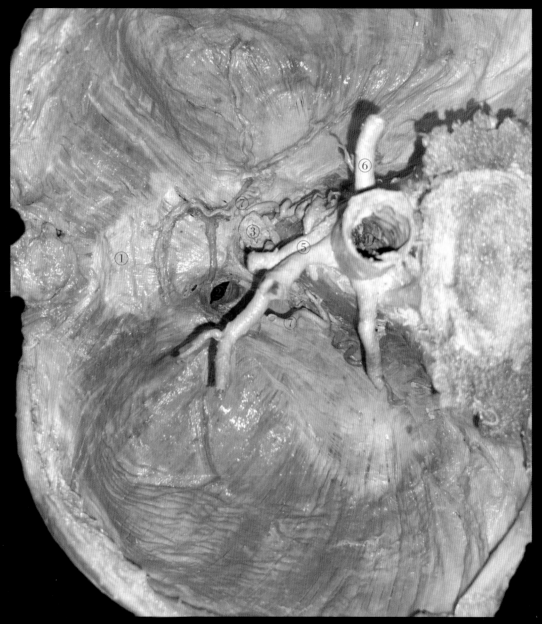

图7-2 膈腹腔面观

① 膈肌中心腱（central tendon of diaphragm）    ② 下腔静脉（inferior vena cava）

# 跋

胸心外科发展已有100多年的历史，临床医生的手术技术在日益精进的同时对于自身的要求也在不断提高。获取医学知识和信息的途径众多，但国内外胸心外科专业系统的解剖图谱依旧不多，本书的出现无疑为相关专业初学者提供了一个学习和交流平台。

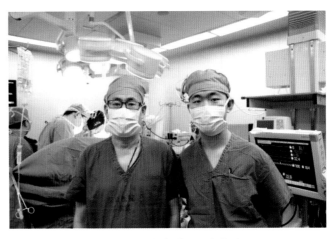

恩师苏俊武教授与董军医生合影

人体解剖学是医学的基础，想要成为一名优秀的胸心外科医生，仅仅掌握理论是不够的，因为理论源于实践，只有反复不断地实操，才能发现问题、精进技术，才能算得上是一名合格的医生。董军医生等在众多医学前辈的指引下，用了近四年的时间完成大体解剖工作，并进行了珍贵的解剖图片资料拍摄。全书有近160幅清晰的实物标本彩色图，力求局部与系统结合，基础与临床结合，为相关医学同仁及医学上提供了有价值的参考资料。

在与我谈及他的学习历程与未来规划时，他眼中散发的光芒以及澎湃的激情让我看到了中国下一代先心外科医生的未来。相信本书的出版对我国胸心外科领域基础知识的提高能起到积极的推动作用。我为新一代胸心外科医生的成长甚感欣慰，更期待未来有更多的医学学子能够投身于祖国的医学事业中！

苏俊武

2021年1月

# 胸心外科解剖部位汉语拼音索引

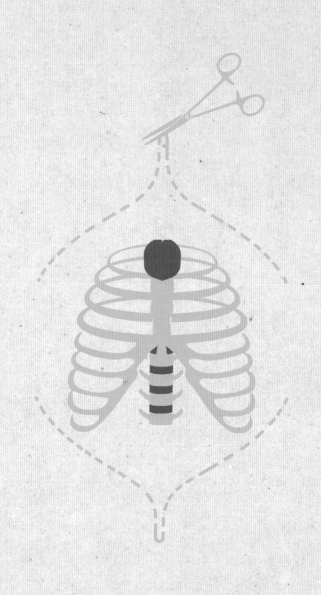